Natürlich durch die Wechseljahre

So kommen Sie fit und gelassen durch die Wechseljahre. Die häufigsten Probleme und was Sie dagegen tun können.

Rita Kempter

Puls-Tipp RATGEBER

Inhalt

Die Autorin

Rita Kempter ist Journalistin mit Schwerpunkt Gesundheit. Nach dem Lizenziat in Germanistik und Soziologie studierte sie zwei Jahre Medizin. Sie ist Mitautorin des Puls-Tipp-Ratgebers «Das Kreuz mit dem Rücken».

1. Auflage, November 2002
© Puls Media AG, Zürich
   Alle Rechte vorbehalten

Mitarbeit: Dr. med. Barbara Wanner,
Dr. med. Marie-Louise Delsa (ärztliche Fachkontrolle),
Gertrud Ernst-Wernecke (Naturheilexpertin),
Dr. Roman Schmied (Medikamente)
Lektorat: Liss von Euw
Produktion: Barbara Jud
Layout: Brigitta Colombo
Korrektorat: Esther Mattille

Druck: Huber & Co. AG, 8500 Frauenfeld

Bestelladresse:
Puls-Tipp-Ratgeber
Postfach 277, 8024 Zürich
ratgeber@pulstipp.ch
www.pulstipp.ch

ISBN 3-907599-03-9

Vorwort

Wechseljahre sind keine Krankheit

Das Thema Wechseljahre erobert vermehrt die Spalten der Zeitungen und Zeitschriften. Meist geht es dabei um die Hormonfrage: Östrogentherapie ja oder nein? Denn die Medizin hat die Wechseljahre vereinnahmt: In den 50er- und 60er-Jahren des letzten Jahrhunderts definierte sie die Wechseljahre als Krankheit. In den 80er- und 90er-Jahren sagte die Medizin, dass der natürliche Östrogenrückgang nach der Menopause schuld sei an Krankheitsrisiken wie Osteoporose, Herzinfarkt und sogar Alzheimer. Für beides, die «Krankheit» Wechseljahre und das Risiko, nach der Menopause zu erkranken, hielt die Pharmaindustrie die geeignete Abhilfe bereit: die Östrogene. Doch die Wechseljahre sind keine Krankheit, sondern eine natürliche Phase im Leben jeder Frau. Wer diese Zeitspanne auf die Hormonfrage reduziert, greift zu kurz.

Die Wechseljahre verlaufen – abhängig von der jeweiligen Kultur und Lebensweise – sehr unterschiedlich. Und soziale Faktoren wie Bildung, Schichtzugehörigkeit und der Status älterer Frauen in der Gesellschaft haben einen Einfluss darauf, wie Frauen die Symptome deuten und wahrnehmen.

Unsere Gesellschaft bewertet Jugend und Schönheit hoch. Alter hat nur einen geringen Wert, die Lebenserfahrung zählt wenig. Zudem ist das Bild der älteren Frau weit negativer besetzt als das Bild des älter werdenden Mannes. Das hat Folgen.

Mit den Wechseljahren verbinden sich auch Vorurteile: Die sexuelle Anziehungskraft der Frau gehe zurück, die Frauen seien hysterisch, zickig, übellaunig, depressiv. Die meisten Frauen können sich nicht mit diesem von der Gesellschaft angebotenen Bild identifizieren. Sie fühlen sich attraktiv, liebens- und begehrenswert. Sie wünschen sich, dass die Umwelt sie so wahrnimmt, wie sie sind.

Es ist jedoch schwierig, sich gegen gesellschaftlich vorgegebene Werte und Vorurteile zu stellen. Versuchen Sie trotzdem, sich Ihre eigenen Erfahrungen mit den Wechseljahren bewusst zu machen. Und: Reden Sie mit anderen Frauen über diesen Lebensabschnitt, Ihre Gefühle. Sie merken so schnell, dass es *die* Wechseljahre nicht gibt, sondern dass jede Frau das Klimakterium anders durchlebt.

Dieser Ratgeber will Ihnen helfen, gut durch die Wechseljahre zu kommen. Es geht um Symptome und Beschwerden, die in oder nach den Wechseljahren auftreten können. Im Vordergrund stehen Alternativen zu den Hormontherapien mit vielen Tipps und komplementärmedizinischen Helfern. Dabei sollten Sie aber nicht zu lange auf eigene Faust experimentieren. Wenden Sie sich an eine Fachperson, wenn Sie Beschwerden nicht loswerden oder sich bei einer Anwendung unwohl fühlen.

Rita Kempter

Hormonhaushalt
Veränderungen leiten die Wechseljahre ein

Nach vielen fruchtbaren Jahren stellen die Eierstöcke und die Gebärmutter ihre Funktion allmählich ein. Das bedeutet, dass sich der Hormonhaushalt verändert und – meist vorübergehend – verrückt spielt.

Für die Übergangszeit zwischen den fruchtbaren und unfruchtbaren Jahren und die Zeit danach gibt es eine verwirrende Fülle von Begriffen: Klimakterium, Wechseljahre, Menopause, Prämenopause, Postmenopause, Perimenopause. Was bedeuten sie genau?

■ **Wechseljahre, Klimakterium:** Damit bezeichnet man die Übergangsphase von den fruchtbaren zu den unfruchtbaren Jahren. Während dieses Lebensabschnitts verändert sich der Zyklus der weiblichen Geschlechtshormone. Der Körper stellt sich auf ein neues hormonelles Gleichgewicht ein. Der Östrogenspiegel schwankt dann nicht mehr zyklisch, er sinkt nach und nach und pendelt sich auf einem gleich bleibend tieferen Niveau ein.

Die Wechseljahre beziehungsweise das Klimakterium werden in folgende Phasen unterteilt:

Künstlich erzeugte Menopause

Operationen, Bestrahlungen und Medikamente

Die Menopause ist ein natürlicher Vorgang. Es gibt aber auch Umstände, unter denen sie künstlich ausgelöst wird:

■ **Beide Eierstöcke wurden operativ entfernt.** Sie stellen deshalb kein Östrogen und Progesteron mehr her. Folge: Die Menopause ist plötzlich da. Der Körper kann sich nicht allmählich auf den neuen hormonellen Zustand einpendeln. Entsprechend treten meistens auch Wechseljahrsymptome plötzlich und heftig auf (siehe auch Seite 9 f.).

Wurde nur ein Eierstock entfernt, übt der zweite seine Funktion oftmals weiterhin aus: Der Zyklus geht normal weiter. Die Wechseljahre setzen bei den meisten Betroffenen zum normalen Zeitpunkt ein. Manchmal jedoch stellt der verbliebene Eierstock seine Arbeit früher ein – die Wechseljahre beginnen.

■ **Die Gebärmutter wurde entfernt.** Bleiben bei der Operation die Eierstöcke erhalten, tritt die Menopause in der Regel ganz normal ein. In einigen Fällen kann dies jedoch auch ein paar Jahre zu früh geschehen.

■ **Chemotherapie.** Diese Behandlung kann ebenfalls die Menopause auslösen. Manchmal aber nehmen die Eierstöcke ihre Funktion wieder auf, wenn die Therapie abgeschlossen ist.

■ **Bestrahlung bei Darmkrebs.** Auch sie kann die Menopause bewirken.

■ **Medikamente.** Das Zwischenhirn gibt Stoffe an die Hirnanhangsdrüse ab, damit diese Eibläschen stimulierendes Hormon (FSH) und Gelbkörper förderndes Hormon (LH) – auch luteinisierendes Hormon genannt – produziert und so die Eierstöcke anregt (mehr dazu auf Seite 12 ff.).

Einige Medikamente (zum Beispiel Danatrol, Nemestran) blockieren diese Stoffe des Zwischenhirns. Das löst die Wechseljahre aus. Nach dem Absetzen des Mittels kann die normale Hormonproduktion wieder einsetzen.

■ **Menopause:** Sie ist ein Ereignis und auch ein Einschnitt im Leben jeder Frau, denn dieser Begriff bezeichnet das endgültige Aussetzen der Monatsblutungen. Ob die Blutungen definitiv aufgehört haben, wissen Sie aber erst im Nachhinein. Deshalb kann man den Zeitpunkt der Menopause nur rückblickend festlegen:

Treten bei Ihnen ein Jahr lang keine Blutungen mehr auf, können Sie davon ausgehen, dass diese endgültig vorbei sind. Die Menopause hat also vor einem Jahr stattgefunden.

Die meisten Frauen sind zwischen 48 und 52 Jahre alt, wenn die Menopause eintritt, Raucherinnen in der Regel etwas jünger. Immerhin ein Prozent der Frauen aber ist bei diesem Ereignis noch nicht 40. Das andere Extrem: Einige haben ihre letzte Mens nach ihrem 55. Geburtstag.

Viele Leute gebrauchen den Begriff Menopause für die ganze Zeitspanne der Wechseljahre – oder für die Jahre nach der Menopause –, das ist jedoch falsch.

■ **Perimenopause:** Dieser Begriff umschreibt einen unterschiedlich langen Zeitraum *vor* und *nach* der Menopause. Und tatsächlich dauert er auch bei jeder Frau unterschiedlich lang.

In diese Zeitspanne fallen die einschneidendsten körperlichen Symptome wie unregelmässige Zyklen, Stimmungsschwankungen und Hitzewallungen. Das bedeutet jedoch nicht, dass Sie in der Perimenopause zwingend von einem

oder mehreren Symptomen betroffen sind.

Der Begriff Perimenopause wird meist auch gleichbedeutend für «Wechseljahre» und «Klimakterium» verwendet.

■ **Prämenopause:** So heisst die Zeitspanne, in der die Eisprünge und die Blutungen unregelmässig werden, bis zur Menopause. Möglicherweise treten bereits jetzt Beschwerden wie Hitzewallungen auf (siehe auch Seite 32 ff.).

Einige Ärzte verwenden den Begriff auch für all die Jahre, in denen die Mens regelmässig ist. Sind Sie nicht ganz sicher, fragen Sie die Ärztin, wie sie den Begriff definiert.

■ **Postmenopause:** Dieser Abschnitt beginnt nach der Menopause. Er umfasst die Zeit bis zum 70. Altersjahr.

Je schneller die Veränderung, desto heftiger die Reaktion
Die Wechseljahre dauern unterschiedlich lang. Manchmal vergehen mehrere Jahre vom Beginn unregelmässiger Perioden bis zur Menopause, manchmal ists nur ein Jahr. Je schneller der Wechsel

vonstatten geht, umso eher müssen Sie mit Symptomen rechnen. Wie diese Umstellung verläuft und erlebt wird, ist ebenfalls von Frau zu Frau verschieden.

Die meisten Beschwerden verschwinden von selbst, wenn der Körper sein neues hormonelles Gleichgewicht gefunden hat. Symptome, die mit einem niedrigen Östrogenspiegel zusammenhängen – wie trockene Haut und trockene Schleimhäute, in Einzelfällen auch Wallungen –, können aber fortbestehen oder erst nach Jahren auftreten.

Mehr über Wechseljahr-Beschwerden und was Sie dagegen tun können, lesen Sie in den Kapiteln «Hitzewallungen», «Gesund bleiben» und «Sexualität».

Hormonstatus

Sind Sie in den Wechseljahren?

Um festzustellen, ob Sie in den Wechseljahren sind, messen manche Ärzte den Hormonspiegel im Blut. Eine einzige Messung sagt jedoch überhaupt nichts aus. Sie ist eine Momentaufnahme, weil die Hormonproduktion in den Wechseljahren stark schwankt.

Um Gewissheit zu haben, braucht es mehrere Messungen. (Wenn Sie noch menstruieren, müssen diese zwischen dem 1. und 3. Zyklustag durchgeführt werden.) Das ist aber teuer. Sinnvoll ist das Bestimmen des Hormonstatus nur dann, wenn Sie keine Gebärmutter mehr haben und/oder sehr jung in die Wechseljahre kommen. In allen anderen Fällen kann die Ärztin anhand der Symptome besser feststellen, in welcher Phase sich die Patientin befindet. Ein Hormonstatus sagt übrigens nichts über den weiteren Verlauf der Wechseljahre aus.

Hormone: Botenstoffe mit wichtigen Aufgaben

Der Körper regelt die Fruchtbarkeit der Frau durch ein ausgeklügeltes Zusammenspiel verschiedener Hormone. Der Begriff leitet sich vom griechischen Wort *«hormao»* ab und bedeutet «ich rege, ich treibe an».

Hormone sind Botenstoffe – im menschlichen Körper gibt es etwa 200 verschiedene. Sie steuern den Zellstoffwechsel und die Funktion von Organen und Organsystemen. Die Hormondrüsen produzieren diese Botenstoffe und befördern sie dann ins Blut. Dort zirkulieren sie, bis sie das Zielorgan erreichen. Nur wenn die Hormone dort andocken können, entfalten sie ihre Wirkung. Dazu müssen sie so gebaut sein, dass sie zu den Zellen dieses Organs passen wie ein Schlüssel zum Schloss.

Veränderter Hormonhaushalt

Ein Hormon kann zu den Zellen von mehreren Organen passen – zum Beispiel zu Gebärmutter und Brüsten – und dort unterschiedliche Reaktionen auslösen. Wann die Hormondrüse Hormone herstellt und zu welchem Zeitpunkt sie diese freisetzt, das steuern Stoffwechselprodukte (z.B. Zucker), andere Hormone und das Hirn (vgl. Grafik Seite 12).

Die Wechseljahre sind – wie die Pubertät – eine Übergangszeit. In der Pubertät entwickelt sich das Mädchen zur fruchtbaren, gebärfähigen Frau. Umgekehrt geht mit den Wechseljahren die biologisch fruchtbare Phase zu Ende.

Während in der Pubertät in den Eierstöcken die ersten Eibläschen heranreifen und die Periode einsetzt, hören die Eierstöcke in den Wechseljahren allmählich auf, Eibläschen zu produzieren und zum Reifen zu bringen. Die Periode wird unregelmässig und setzt schliesslich ganz aus.

In beiden Phasen stellt sich der Hormonhaushalt nach und nach um. Es braucht auch bei beiden eine gewisse Zeit, bis sich das neue hormonelle Gleichgewicht eingependelt hat.

Der Zyklus: Komplexes Wirken der Hormone

Mit Erreichen der Pubertät beginnt der weibliche Zyklus. Der Hypothalamus, ein Teil des Zwischenhirns, löst die Pubertät aus. Dazu muss der Hypothalamus verschiedene Signale empfangen. Wissenschaftler nehmen an, dass eines davon das Gewicht ist.

Das Mädchen muss also ein bestimmtes Gewicht erreicht haben, bevor das Zwischenhirn der Hirnanhangsdrüse (Hypophyse) den Befehl erteilt, das Follikel oder Eibläschen stimulierende

Die wichtigsten Geschlechtshormone der Frau

Hormon	Wo entsteht es?	Wo wirkt es?
Östrogen (Östron, Östradiol Östriol und andere)	In den Eierstöcken (in der fruchbaren Phase sogar hauptsächlich), in der Plazenta, in der Nebennierenrinde, im Fett, in den Muskeln, in der Haut	In den Eierstöcken, in der Gebärmutter, in der Scheide, in den Brüsten, in der Haut, im Hirn, in der Hirnanhangsdrüse, in den Knochen, in den Gefässen
Progesteron/Gestagen	In den Eierstöcken (Gelbkörper), in der Plazenta, in der Nebennierenrinde	In der Gebärmutter, in der Scheide, im Eileiter, in den Brüsten, in der Hirnanhangsdrüse, in den Knochen
Androgen (Testosteron, Androstendion, Dehydroepiandrosteronsulfat DHEA-S, so genannt männliche Hormone)	In den Eierstöcken und in der Nebennierenrinde	Bei der Frau ist die Wirkung wenig erforscht. Ist viel Androgen vorhanden, kann dies zu einer so genannten Vermännlichung führen. Androgene können aber auch in Östrogene umgewandelt werden, was nach der Menopause wichtig ist.

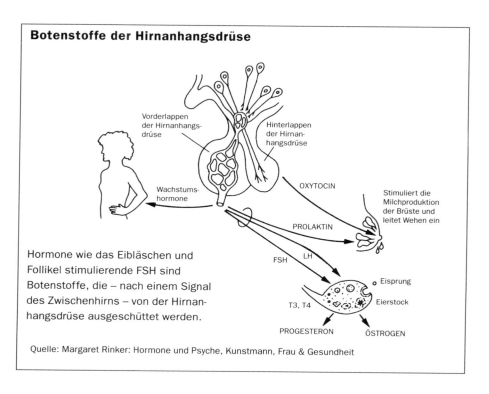

Botenstoffe der Hirnanhangsdrüse

Vorderlappen
der Hirnanhangs-
drüse

Hinterlappen
der Hirnan-
hangsdrüse

OXYTOCIN

Wachstums-
hormone

Stimuliert die
Milchproduktion
der Brüste und
leitet Wehen ein

PROLAKTIN

Hormone wie das Eibläschen und
Follikel stimulierende FSH sind
Botenstoffe, die – nach einem Signal
des Zwischenhirns – von der Hirn-
hangsdrüse ausgeschüttet werden.

FSH   LH

Eisprung

T3, T4

Eierstock

PROGESTERON   ÖSTROGEN

Quelle: Margaret Rinker: Hormone und Psyche, Kunstmann, Frau & Gesundheit

Hormon FSH auszuschütten. Dieses regt die Eierstöcke an. Die
Eibläschen wachsen heran und
bilden Östrogene. Die Periode
stellt sich ein, zunächst allerdings
unregelmässig. Und: Anfänglich
findet noch kein Eisprung statt.

**So steuern Hormone
den weiblichen Zyklus**
In der fruchtbaren Phase verläuft
der Zyklus bei den meisten Frauen
regelmässig:

Angeregt durch das Zwischenhirn setzt die Hirnanhangsdrüse
das Eibläschen stimulierende
Hormon frei. In den Eierstöcken
wachsen dadurch einige Eibläschen heran und bilden Östrogen.
Dieses wird ans Blut abgegeben,

der Östrogengehalt im Blut nimmt
deshalb zu.

Ein bestimmter Östrogenspiegel ist das Zeichen für die Hirnanhangsdrüse statt Eibläschen
stimulierendes nun Gelbkörper
förderndes Hormon (auch luteinisierendes Hormon = LH) auszuschütten. Sein Einfluss hindert
die meisten Eibläschen daran,
sich weiterzuentwickeln. Nur das
reifste wird stimuliert. Dieses
wächst zur vollen Reife heran, die
restlichen Eibläschen bilden sich
um in Fettzellen.

Wenn das Eibläschen bereit ist
zum Eisprung, verbindet es sich
mit der Wand des Eierstocks und
gibt das Ei frei. Das trichterförmi-
ge fransige Ende des Eileiters um-

gibt den Eierstock und nimmt es auf. Danach leitet es der Eileiter zur Gebärmutter.

Wird das Ei nicht innert 24 Stunden befruchtet, stirbt es ab. Im Eierstock bleibt das leere Eibläschen zurück und bildet nun zusätzlich zum Östrogen das Hormon Progesteron. Das Bläschen nimmt eine gelbliche Farbe an, deshalb heisst es Gelbkörper. Hat der Progesteronspiegel im Blut eine bestimmte Höhe erreicht und ist das Ei nicht befruchtet worden, ist dies das Signal für die Hirnanhangsdrüse, kein luteinisierendes Hormon (LH) mehr auszuschütten. Der Gelbkörper fällt zusammen. Er bildet nun weder Östrogen noch Progesteron. Die beiden Hormone erreichen den Tiefststand im monatlichen Zyklus.

In der Gebärmutter hat das Östrogen in der ersten Zyklushälf-

Eibläschen

Zahl nimmt ums Tausendfache ab

Die Zahl der Eibläschen nimmt im Laufe der Jahre stark ab. Bei der Geburt enthalten die Eierstöcke eines Säuglings etwa eine Million unreife Bläschen. Ein grosser Teil geht mit der Zeit zugrunde. Ruhende Eibläschen beginnen zu reifen und gehen dann ein.

Bei der Menarche, der ersten Blutung, sind etwa 400 000 Bläschen vorhanden. Eine 37-jährige Frau besitzt noch rund 25 000. Ein kleiner Teil, etwa 300, ist bis zum Eisprung gereift; viele sind bereits früher abgestorben. Bei Eintritt der Menopause gibt es in den Eierstöcken rund 1000 Eibläschen. Auch lange danach sind aber ehemalige Eibläschen in den Eierstöcken vorhanden.

te die Schleimhaut zum Wachstum angeregt. Der Einfluss von Progesteron aus dem Gelbkörper hat sie nährstoffreicher gemacht. Die Schleimhaut wäre nun bereit

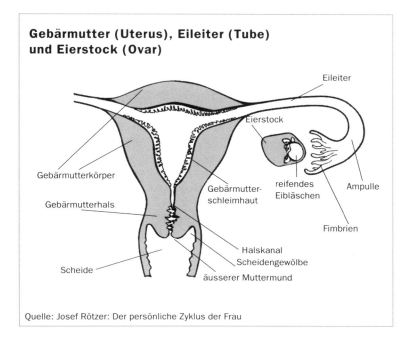

Gebärmutter (Uterus), Eileiter (Tube) und Eierstock (Ovar)

Eileiter

Eierstock

Gebärmutterkörper

Gebärmutterschleimhaut

reifendes Eibläschen

Ampulle

Gebärmutterhals

Fimbrien

Halskanal

Scheidengewölbe

Scheide

äusserer Muttermund

Quelle: Josef Rötzer: Der persönliche Zyklus der Frau

13

für die Aufnahme eines befruchteten Eis. Nun aber ist das Ei nicht befruchtet worden. Es wird praktisch kein Progesteron und Östrogen mehr produziert. Ohne Progesteron brechen die Blutgefässe in der Schleimhaut ein, die obere Schicht wird abgestossen. Die Monatsblutung setzt ein.

Die Hirnanhangsdrüse stellt fest, dass kaum noch Östrogen und Progesteron im Blut zirkulieren – und schüttet wieder Eibläschen stimulierendes Hormon aus. Der Zyklus beginnt von vorn (Grafik unten). Dieser komplexe Regelkreis ist sehr anfällig auf Störungen wie Stress, Krankheiten etc.

Veränderungen im Hormonhaushalt

Das in der fruchtbaren Zeit meist gute Zusammenspiel der Hormone funktioniert in den Wechseljahren nicht mehr reibungslos. Sobald ein Teil dieses Systems seine Aufgabe nicht mehr richtig erfüllt, ist das Gleichgewicht gestört. Das gewohnte rhythmische Auf und Ab der Hormone, die im Zyklus zusammenspielen, verändert sich und wird unregelmässig.

Die Hormonspiegel können sehr stark schwanken. Dies kann dann – wie in der Pubertät – zu seelischen und körperlichen Symp-

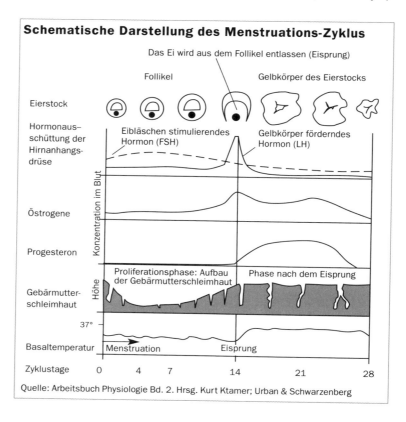

Schematische Darstellung des Menstruations-Zyklus

Das Ei wird aus dem Follikel entlassen (Eisprung)

Follikel — Gelbkörper des Eierstocks

Eierstock

Hormonausschüttung der Hirnanhangsdrüse

Eibläschen stimulierendes Hormon (FSH)

Gelbkörper förderndes Hormon (LH)

Konzentration im Blut

Östrogene

Progesteron

Höhe

Gebärmutterschleimhaut

Proliferationsphase: Aufbau der Gebärmutterschleimhaut

Phase nach dem Eisprung

37°

Basaltemperatur

Menstruation — Eisprung

Zyklustage 0 4 7 14 21 28

Quelle: Arbeitsbuch Physiologie Bd. 2. Hrsg. Kurt Ktamer; Urban & Schwarzenberg

tomen führen. Manche Frauen leiden stark unter diesem hormonellen Chaos und seinen Folgen für Körper und Seele (siehe auch Kapitel «Abschied und Aufbruch»).

So ganz genau wissen die Wissenschaftler nicht, wie sich das Klimakterium hormonell abspielt. Meist heisst es, dass zuerst das Progesteron und später das Östrogen abnimmt. Das Östrogen scheint aber starken Schwankungen unterworfen.

Veränderung geht von den Eierstöcken aus

Untersuchungen haben auch gezeigt, dass der Verlauf nicht bei jeder Frau gleich ist. Immerhin sind sich die Forscher einig, dass der Anstoss zur Veränderung nicht wie in der Pubertät vom Zwischenhirn ausgeht, sondern von den Eierstöcken. Diese altern und stellen allmählich ihre Funktion ein. Die Hirnanhangsdrüse registriert niedrige Östrogen- und Progesteronwerte und reagiert, indem sie die Eierstöcke zu vermehrter Hormonproduktion antreibt.

Die Menge des Eibläschen stimulierenden Hormons im Blut ist während der Wechseljahre zeitweise und danach immer erhöht. Erst lange nach der Menopause gibt es die Hirnanhangsdrüse allmählich auf, die Eierstöcke weiterhin anzuregen.

Ab etwa 40 kann der Zyklus etwas verändert sein, weil die Eierstöcke nicht mehr jeden Monat ein Ei zur vollen Reife bringen. Zwar entwickeln sich weiterhin ei-

Hormone und Symptome

Nicht immer ist das Östrogen Schuld

Nicht nur die Östrogenmenge ist in und nach den Wechseljahren verändert. Auch andere Hormone, die am Zyklus beteiligt sind, verändern den Blutspiegel. Entsprechend sind die Symptome der Wechseljahre auch nicht allein auf einen zu tiefen Östrogenspiegel zurückzuführen. Die Östrogene sind aber am besten erforscht.

Der Einfluss der übrigen Hormone auf das Wohlbefinden während der Wechseljahre ist dagegen zu wenig durchleuchtet. Einige neuere wissenschaftliche Erkenntnisse deuten darauf hin, dass auch das Progesteron bei Beschwerden in den Wechseljahren eine Rolle spielt.

nige Eibläschen und produzieren Östrogen, aber ein Eisprung findet nicht mehr statt. Die Gebärmutterschleimhaut wächst unter dem Östrogeneinfluss trotzdem und wird irgendwann abgestossen.

Wenn die Hirnanhangsdrüse realisiert, dass die Eierstöcke erlahmen, sendet sie verstärkt Eibläschen stimulierendes oder Eisprung förderndes Hormon aus, um die Eierstöcke anzuregen.

So haben Sie unter Umständen doch noch einen – wenn auch verspäteten – Eisprung. Der Zyklus dauert dann länger. Vielleicht entwickelt sich aber auch erst im nächsten oder übernächsten Zyklus wieder ein Ei zur vollen Reife. Es kann auch vorkommen, dass der verstärkte Antrieb der Hirnanhangsdrüse zu einem verfrühten Eisprung führt. Die Zykluslänge kann jetzt also stark variieren.

Wenn kein Eisprung stattfindet, entsteht auch kein Gelbkörper: Das Progesteron fehlt. Die Östro-

Ein bisschen Fett und Muskeln helfen

Fett- und Muskelzellen wandeln nach der Menopause vermehrt Androgene aus der Nebennierenrinde in Östrogene um. Stark übergewichtige Frauen leiden in der Regel weniger unter Wechseljahrsymptomen als sehr schlanke.

Eine Studie zeigte bei Frauen mit viel zu hohem Gewicht einen um 40 Prozent höheren Östrogenspiegel. Ein bisschen Fett kann also nicht schaden. Allerdings birgt zu viel Fett andere gesundheitliche Risiken.

Übrigens: Frauen mit viel Muskelmasse bilden ebenfalls mehr Östrogen.

genspiegel sind in dieser Zeit manchmal sehr hoch. Da der Gegenspieler Progesteron zu tief ist oder fehlt, führt das zu einer Östrogendominanz. Die Folge sind oft Myome, starke Blutungen, prämenstruelle Beschwerden.

Allmählich reicht das Östrogen nicht mehr aus, um die Schleimhaut aufzubauen. Die Blutungen hören ganz auf. Damit ist die Menopause erreicht.

Neue Aufgaben für die Eierstöcke

Die Eierstöcke stellen zwar während der Wechseljahre allmählich ihre Funktion als Keimdrüsen ein, das heisst: Sie bringen kein Ei mehr zur Reife. Sie werden aber nicht einfach untätig, sondern wandeln sich zu hormonproduzierenden Drüsen. Ihr Gewebe verändert sich. Die Zahl der Eier hat bei der Menopause auf etwa 1000 abgenommen.

Im Lauf der Jahre haben sich zudem viele Überreste von Eibläs-

chen angesammelt. Sie haben sich in Fettzellen gewandelt und durchziehen als gelbes Band aus fetthaltigem Bindegewebe die Eierstöcke. Man nennt dies Stroma. Dieses bildet Androgene: das männliche Hormon Testosteron und das mit diesem verwandte Androstendion. Die hormonelle Aktivität der Eierstöcke nach der Menopause ist wenig erforscht. Wahrscheinlich variiert sie von Frau zu Frau.

Auch männliche Hormone spielen eine Rolle

Nicht nur die Eierstöcke, auch die Nebennierenrinden bilden Geschlechtshormone: wenig Östrogen und viel Androgen. Selbst nach der Menopause produzieren sie diese weiter.

Der Anteil des männlichen Hormons Testosteron geht bei Frauen und Männern im Alter ganz allmählich zurück. Dieser Prozess läuft bei der Frau nicht parallel zur Östrogenabnahme oder zur Menopause. Er kann früher oder später einsetzen. Die Abnahme des Testosterons kann zu einem Rückgang der sexuellen Lust (Libido) führen.

Fett- und Muskelzellen sowie in geringem Mass auch Haut, Hirn, Haarwurzeln und Knochenmark können Androgene in Östrogen umwandeln. Nach der Menopause, wenn der Östrogenspiegel im Blut niedrig ist, tun sie dies vermehrt: Die Fettzellen wandeln etwa 10 bis 15 Prozent der Androgene um, die Muskeln zwischen 25 und 30 Prozent.

Während in den fruchtbaren Jahren die Menge der männlichen Hormone im Vergleich zu den weiblichen relativ gering ist, steigt ihre Bedeutung, wenn die weiblichen Hormone abnehmen. Deshalb stellen Sie vielleicht plötzlich fest, dass im Gesicht vermehrt Haare wachsen oder die Stimme etwas tiefer wird.

Die Gebärmutter produziert auch «Glücks-Hormone»

Auch die Gebärmutter produziert Hormone und hormonähnliche Substanzen. Lange glaubte man, sie habe nur in der Schwangerschaft eine Funktion. Wenn eine Frau nicht mehr schwanger werden wolle oder könne, brauche sie die Gebärmutter nicht mehr. So wurde dieses vermeintlich unnütze Organ vielfach sorglos herausoperiert.

Heute weiss man es besser: Die Gebärmutterschleimhaut bildet Beta-Endorphine. Endorphine lösen Glücksgefühle aus und unterdrücken Schmerzen, verbessern aber auch das allgemeine Wohlbefinden.

Der Muttermund bildet Prostaglandine. Diese beeinflussen die Wehen, den Blutdruck, die glatte Muskulatur, das Gehirn und den Fettstoffwechsel.

Man nimmt heute an, dass die Gebärmutter auch Stoffe produziert, welche die Eierstöcke anregen oder zumindest ihre Funktion erhalten.

Östrogen

Macht Östrogen Frauen «gefügig und zahm»?

Manche Frauen nach der Menopause bezeichnen Östrogen auch als «Gefügigkeitshormon». Sie haben festgestellt, dass sie plötzlich aufmüpfiger geworden sind. Sie sind auch weniger bereit, sich anzupassen, als das in der gebärfähigen Phase der Fall war. Sie fragen sich: Gibt die Natur der Frau ein Hormon, das die mütterliche Aufgabe unterstützt?

Die amerikanische Professorin und Buchautorin Susan Love berichtet, dass Mädchen vor der Pubertät viel selbstbewusster, wagemutiger sind. In der Pubertät verlieren sie dieses Selbstbewusstsein, sie werden schüchtern.

Auch Love stellt die Frage, ob dies vielleicht mit dem hohen Östrogenspiegel zusammenhängt, und mutmasst: «Vielleicht werden Frauen einzig dann gefügig genug, um sich zu paaren und fortzupflanzen, wenn sie unter dem Einfluss domestizierender Hormone stehen. (...) Doch wenn unsere biologische Pflicht erfüllt ist, ist uns vielleicht erlaubt, diese zähmenden Hormone loszuwerden und das Selbstbewusstsein wieder einzufordern, das wir als Achtjährige hatten (...).»

Allerdings kann die Aufmüpfigkeit auch ein psychisches Phänomen sein. Viele Frauen realisieren, dass das Leben nicht mehr ewig dauert, dass nicht mehr alles machbar ist. Sie sind deshalb nicht mehr bereit, ständig Kompromisse einzugehen.

Behandlung mit Hormonen
Nutzen und Risiken der Hormontherapie

«Künstliche Hormone – ja oder nein?» Jede Frau in den Wechseljahren stellt sich heute diese Frage. Viele sind verunsichert: Schützen Hormone tatsächlich vor Osteoporose und Herzinfarkt – oder schaden sie mehr, als sie nützen? Dieses Kapitel soll helfen, eine persönliche Entscheidung zu treffen.

Noch in den 90er-Jahren haben die meisten Ärzte den Frauen auch für die Zeit nach den Wechseljahren empfohlen, Östrogen allein oder in Kombination mit Progesteron einzunehmen. Heute sind sie viel vorsichtiger geworden. Und die Schweizerische Menopausen-Gesellschaft empfiehlt die Hormontherapie nur noch bei wenigen klaren Indikationen.

Die wenigsten Frauen möchten Östrogene schlucken, nur um normale Wechseljahrbeschwerden zu lindern. Es stehen nämlich viele andere, harmlosere Mittel zur Verfügung.

Deshalb erklären die Östrogen-Hersteller und manche Ärzte, dass die künstlichen Östrogene noch aus vielen anderen Gründen sinnvoll seien. Sie nennen den Einsatz von Hormonen in und nach den Wechseljahren tendenziös Hormonersatztherapie (abgekürzt HET), Hormonsubstitutionstherapie oder englisch Hormone Replacement Therapy (HRT).

Alle drei Begriffe erwecken den Eindruck, dass Frauen in diesem Alter Hormone fehlen. Hormonersatztherapie hört sich an, als ob die von Natur aus abnehmende Hormonmenge eine Krankheit sei, die man behandeln muss.

Die Wechseljahre und die Zeit danach sind aber keine Krankheit. Es handelt sich auch nicht um ei-

---

Einsatz von Hormonen

Mit Hormonen Krankheiten vorbeugen oder Wechseljahrbeschwerden lindern?

Bei Ihrem Entscheid für oder gegen eine Hormontherapie gilt es grundsätzlich zu entscheiden:

- Wollen Sie die Hormone *therapeutisch* einsetzen, also weil Sie Hitzewallungen oder andere Beschwerden plagen?
- Wollen Sie Hormone *vorbeugend* einnehmen, weil Sie Osteoporose oder Herz-Kreislauf-Krankheiten verhüten wollen?

Im ersten Fall nehmen Sie die Hormone während kürzerer Zeit. Nach ein bis zwei Jahren können Sie versuchen, diese in kleinen Schritten abzusetzen. Dadurch sind die Risiken geringer (siehe Seite 29).

Wollen Sie jedoch Alterskrankheiten wie Osteoporose vorbeugen, müssen Sie Hormone während Jahrzehnten oder gar für den Rest Ihres Lebens einnehmen. Hier ist das Risiko ungleich grösser, als wenn Sie dem Körper nur vorübergehend Hormone zuführen (siehe Seite 20 ff.).

nen Hormonmangel, sondern lediglich um eine andere Menge und Zusammensetzung der Hormone. Die Zeit vor der Pubertät gilt schliesslich auch nicht als Krankheit – und niemand käme auf die Idee, Mädchen oder auch alle Männer mit Östrogenen zu behandeln, weil ihr Körper nicht so viel davon produziert.

Fragwürdiger Eingriff in natürlichen Prozess

Die Wechseljahre sind ein natürlicher Prozess. Es ist also für die meisten Frauen nicht nötig, jahrelang Hormone einzunehmen.

Zudem ist fraglich: Ist es gesund, eine so hohe Östrogenmenge bis ans Lebensende zu erhalten, wie sie bei fruchtbaren, nicht schwangeren Frauen normalerweise vorhanden ist? Wie Sie im Kapitel «Hormonhaushalt» im Kasten auf Seite 16) nachlesen können, produziert Ihr Körper nach den Wechseljahren weiterhin eine geringe Menge Östrogene, hauptsächlich in den Fettzellen.

In diesem Ratgeber werden deshalb statt Hormonersatztherapie die folgenden Begriffe verwendet:

■ *Hormonelle Wechseljahrtherapie,* beim Einsatz von Hormonen gegen starke Wechseljahrbeschwerden (siehe Seite 29 f.).

■ *Hormonelle Prophylaxe,* wenn die Hormone einer späteren Krankheit vorbeugen sollen (siehe Seite 20 ff.).

Auch wenn die Risiken bei der hormonellen Wechseljahrtherapie

geringer sind als bei der vorbeugenden Langzeiteinnahme, sind sie nicht auszuschliessen (siehe Seite 23 ff.). Beim Entscheid für oder gegen Hormone bei Beschwerden gilt es also, Risiken, Nebenwirkungen und Stärke der Symptome gegeneinander abzuwägen.

Bei starken Beschwerden helfen oft nur Hormone
Hormonmedikamente sind jedoch nicht die einzige Möglichkeit, wenn Ihnen die Wechseljahre zu schaffen machen. Es lohnt sich, zuerst die Alternativen auszuprobieren (Siehe Kapitel «Gesund bleiben» und «Hitzewallungen»).

Unsinnig ist es sicher, eine Hormontherapie zu beginnen, um Wechseljahrbeschwerden vorzubeugen. Denn längst nicht jede Frau spürt sie: Etwa ein Drittel der Frauen merkt kaum etwas von den Wechseljahren. Warten Sie also auf jeden Fall ab. Falls Beschwerden auftreten, können Sie aufgrund Ihrer Symptome überlegen,

19

was Sie dagegen unternehmen wollen.

Etwa ein Drittel der Frauen leidet unter besonders starken Symptomen. Für sie genügen die üblichen Mittel nicht, um diese Zeit erträglich zu machen. Hier kommen Hormone in Frage.

■ **Östrogene** helfen meist bei starken Hitzewallungen, Schlafstörungen, Stimmungsschwankungen und trockener Scheide.

■ **Gestagene** werden eingesetzt, um den Zyklus zu regulieren oder bei sehr starken Blutungen. Ausserdem sind Gestagene bei einer Östrogenbehandlung nötig, um die Gebärmutter zu schützen.

Denken Sie aber daran, dass nicht alle Symptome und Beschwerden, die während der Wechseljahre auftreten, tatsächlich auf die veränderte Hormonsituation zurückzuführen sind. (Mehr dazu in den folgenden Kapiteln.)

Hormonelle Prophylaxe: Die Nutzen und Risiken

Seit den 80er-Jahren gelten die Wechseljahre für viele nicht mehr nur als Krankheit. Der mit der Menopause verbundene Östrogenrückgang – so wird den Frauen weisgemacht – bewirke ein erhöhtes Risiko für verschiedene Krankheiten wie Osteoporose oder Herzinfarkt.

Die Folge: Auch gesunde Frauen befürchten, später krank zu werden. Sie kommen unter Druck, Homone zu nehmen, um diese Krankheiten zu verhüten.

Aussagekraft bisheriger Studien lässt zu wünschen übrig

Die Empfehlungen, Hormone vorbeugend einzunehmen, stützten sich auf diverse Beobachtungsstudien: Zwei Gruppen von Frauen werden über Jahre hinweg be-

---

Anti-Aging-Medizin
Hormonpillen sind kein Jungbrunnen

In letzter Zeit erreicht uns aus den USA ein neuer Trend: Durch einen Hormoncocktail könne man bei älteren Personen (von dieser Methode sollen auch die Männer «profitieren») den Status von 30-Jährigen wiederherstellen – um die so genannte Krankheit «Altern» zu verhindern.

Das Stichwort lautet hier Anti-Aging-Medizin oder Life-Extension. Die regelmässige Einnahme verschiedener Hormone soll das biologische Alter zurückdrehen. (Siehe auch Kapitel «Männer und

Wechseljahre».) Ein interessantes Geschäft für die Anti-Aging-Institute und die Hormonindustrie. Doch der langfristige Nutzen und die Risiken sind wenig erforscht. Zwar haben Östrogene auch einen positiven Einfluss auf Haut, Schleimhaut und Knochen, doch das Altern können sie nicht verhindern. Und: Diese Hormone sind nicht ohne Nebenwirkungen und bergen oft gesundheitliche Risiken. Ausserdem weiss niemand, ob eine gesunde Lebensweise nicht genauso viel bringt.

obachtet und verglichen. Dies setzt aber voraus, dass die beiden Gruppen vergleichbar sind, was bei den Hormonforschungen eben nicht der Fall war.

So verglichen die Forscher in einer bekannten und immer wieder zitierten Studie 120 000 Krankenschwestern, die Hormone einnahmen, mit Krankenschwestern, die keine anwendeten. Es zeigte sich, dass in der mit Hormonen behandelten Gruppe weniger Frauen Osteoporose und Herzinfarkte bekamen. Und so wurden die Hormone zum Vorbeugen empfohlen.

Eine genauere Analyse der beiden Testgruppen ergab jedoch, dass in der Hormongruppe besonders viele Teilnehmerinnen gesundheitsbewusst lebten: Sie rauchten weniger, trieben mehr Sport und waren sozial besser gestellt. Wer so lebt, ist ohnehin viel weniger anfällig auf die untersuchten Krankheiten.

Kritische Fachleute wiesen auf die Mängel dieser Studien hin, wäh-

Hormonelle Prophylaxe

Fachleute sind beim Verschreiben vorsichtig geworden

In den 60er-Jahren ist die Östrogentherapie für Frauen in den Wechseljahren erstmals in grösserem Stil propagiert und angewendet worden. 1975 wiesen Fachleute ein stark erhöhtes Risiko für Gebärmutterschleimhautkrebs nach. Folge für die Pharmaindustrie: Der Absatz an Östrogenmedikamenten ging stark zurück.

Nachdem 1981 Gestagen dazu gegeben wurde, um Gebärmutterschleimhautkrebs zu verhindern, versuchten die Pharmafirmen, den Markt erneut anzuheizen: Sie priesen die Hormontherapie nicht nur gegen Wechseljahrbeschwerden an. Auch Osteoporose und Herz-Kreislauf-Krankheiten liessen sich dadurch vorbeugen. Die Pharmahersteller richteten sich damit an alle Frauen ab 50 Jahren. Ein gewaltiger Absatzmarkt tat sich auf. Entsprechend stiegen die Verkaufszahlen seit Mitte der 80er-Jahre enorm an.

Über 20 Millionen Frauen werden heute mit Hormonen behandelt. In der Schweiz nimmt fast jede vierte Schweizerin im Alter zwischen 50 und 64 Jahren Östrogene allein oder mit Gestagen kombiniert. In Deutschland verschreiben die Ärzte mittlerweile praktisch jeder dritten Frau Hormone. Viele Frauen bleiben aber nicht lange dabei: Nach neun bis zwölf Monaten brechen 20 bis 50 Prozent die Therapie wieder ab.

In den letzten zwei, drei Jahren wuchs die Kritik an der vorbeugenden Hormonabgabe. Immer deutlicher zeigte sich: Mit einer langfristigen Östrogeneinnahme sind erhebliche Risiken verbunden, der erhoffte Nutzen bestätigte sich nur zum Teil.

Im Sommer 2002 wurde eine Doppelblindstudie nach fünf Jahren abgebrochen. Angelegt war die Studie auf achteinhalb Jahre. Grund für das Aus: Die Risiken der Hormontherapie – vor allem Brustkrebs – überwiegen deren Nutzen (siehe Seite 22).

In den Fachkreisen hat ein radikales Umdenken stattgefunden. Während es vor wenigen Jahren noch fast als Kunstfehler galt, einer Frau Hormone vorzuenthalten, sprechen sich heute die meisten Experten gegen eine generelle vorbeugende Hormonabgabe aus.

rend sie andere weiterhin als Beweis zitierten. Um Hormone einem grossen Teil der gesunden Bevölkerung zu empfehlen, müssen aber Nutzen und Risiken bekannt sein. Dazu braucht es eine Studie, welche strenge wissenschaftlichen Kriterien erfüllt.

Studie mit 16 000 Frauen nach fünf Jahren abgebrochen

Eine solche grosse und repräsentative Vergleichsstudie startete vor gut fünf Jahren die «Women's Health Initiative» (WHI). Über 16 000 gesunde Frauen zwischen 50 und 79 Jahren erhielten entweder ein Östrogen-Gestagen-Präparat, ein reines Östrogenpräparat oder ein Scheinmedikament (Placebo).

Über mindestens acht Jahre hinweg wollten die Forscher Nutzen und Schaden der Hormon-Therapie prüfen.

Der Teil der Studie, bei dem die Frauen nur Östrogen einnahmen, läuft weiter, denn bis anhin ist nichts vorgefallen, das einen Abbruch rechtfertigen würde. Ob hier der Nutzen oder der Schaden überwiegt, werden wir erst in ein paar Jahren wissen.

Den Östrogen-Gestagen-Teil der Studie mussten die Wissenschaftler im Jahr 2002 abbrechen:

■ Bei den Frauen, die ein Östrogen-Gestagen-Präparat erhielten, trat mehr Brustkrebs auf (siehe Kasten unten). Und es kam vermehrt zu Lungenembolien, Herzerkrankungen und Schlaganfällen.

Positives gab es auch – diese Frauen erkrankten weniger an Darmkrebs und erlitten weniger Schenkelhalsbrüche.

Fazit: Das Risiko ist zu gross, um gesunden Frauen jahrelang vorbeugend Östrogen kombiniert mit Gestagen zu empfehlen.

WHI-Studie

Östrogen-Gestagen-Präparat unter Beschuss

In der WHI-Studie verwendeten die Fachleute ein bestimmtes Hormonpräparat mit Östrogenen und dem Gestagen Medroxyprogesteronacetat. Dieses Medikament wird in der Schweiz unter dem Namen *Premella ST 2,5 mg* und *Cyclo-Premella ST 2,5 mg* verschrieben und eingenommen.

Hormonbefürworter machen geltend, dass die Ergebnisse der WHI-Studie nur auf dieses eine Präparat zutreffen. Es sei verfrüht, generell vor kombinierten Präparaten zu warnen. Besonders Präparate mit anderen Gestagenen könnten den erhofften Nutzen bei einigen Patientinnen doch noch bringen, oder das Risiko für Brustkrebs wäre geringer.

Dies ist jedoch reine Spekulation. Denn für andere kombinierte Präparate existieren keine solchen Studien. Die erwähnte Kombination ist jetzt wenigstens untersucht, Nutzen und Risiken sind bekannt. Dass andere Präparate weniger schaden oder mehr nützen, dafür müssen entsprechende Studien den Nachweis erst noch erbringen.

▪ Osteoporose

Tatsächlich können Östrogene den Knochenabbau wirksam bremsen. Ob Östrogen allerdings auch das Knochenbruchrisiko im Alter vermindern kann, war bisher umstritten.

Nun wissen wir mehr: Während der gut fünf Jahre, in denen die Women's Health Initiative lief, sind in der Hormongruppe ein Drittel weniger Schenkelhalsbrüche aufgetreten. In Zahlen lautet das Resultat der Studie: Wenn 10 000 Frauen während fünf Jahren ein Östrogen-Gestagen-Präparat nehmen, können pro Jahr fünf Oberschenkelhalsbrüche verhütet werden. Ein geringer Erfolg also.

Und: Falls Sie sich mit Östrogenen gegen zu starken Knochenschwund vorsehen möchten, müssen Sie die Hormone das ganze Leben lang einnehmen. Wenn Sie nämlich im Alter von 60 damit aufhören, sind Ihre Knochen, wenn

Sie 80 Jahre alt sind, im gleichen Zustand, wie wenn Sie in ihrem ganzen Leben ohne Östrogene ausgekommen wären (Framingham-Studie, «New England Journal of Medecine»).

Mitte der Neunzigerjahre gingen viele Wissenschaftler und Ärzte davon aus, dass mit Östrogen die Hälfte der Knochenbrüche verhindert werden, und stellten folgende Rechnung auf: Von 100 Frauen, die 75 Jahre alt werden, erleiden ohne Hormontherapie 3 einen Schenkelhalsbruch.

Wenn die gleichen 100 Frauen ab dem 45. Lebensjahr ununterbrochen Östrogene einnehmen, sind es noch 1,5 Frauen mit einem Oberschenkelhalsbruch. Das heisst: Bei 1,5 Frauen bricht der Oberschenkelhals trotz 30 Jahre dauernder Hormontherapie; die anderen haben die Hormone eingenommen, ohne einen Nutzen zu haben, da ihr Oberschenkelhals sowieso nicht gebrochen wäre (siehe Grafik unten).

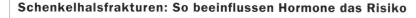

Schenkelhalsfrakturen: So beeinflussen Hormone das Risiko

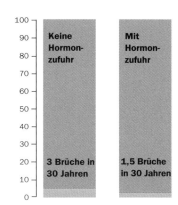

Keine Hormonzufuhr

3 Brüche in 30 Jahren

Mit Hormonzufuhr

1,5 Brüche in 30 Jahren

100 Frauen im Alter von 45 bis 75 Jahren: In diesem Zeitraum brechen sich ohne Hormonzufuhr 3 Frauen einen Oberschenkelhals. Nehmen 100 Frauen 30 Jahre lang Hormone, reduziert sich die Gefahr einer Fraktur um die Hälfte. In absoluten Zahlen sind das jedoch nur 1,5 Brüche weniger.

Lokale Therapie

Ein Spezialfall ist die lokale Östrogentherapie. Gegen Scheidentrockenheit und meist auch bei Blasenproblemen genügt es, Östrogen in niedriger Dosis in die Scheide einzuführen (siehe Seite 29 f.) Bei der lokalen Therapie gelten deshalb die aufgeführten Risiken *nicht*. Sie brauchen auch kein Gestagen zusätzlich.

Lassen sich die Frauen mit Hormonen behandeln, bis sie 85 sind, bricht der Oberschenkelhals bei 5,5 Frauen; ebenso viele bleiben dank 40-jähriger Hormoneinnahme davon verschont. 89 Frauen nehmen aber 40 Jahre lang Hormone ohne Nutzen: Sie hätten auch ohne Hormone keinen Hüftbruch erlitten. (Mehr dazu lesen Sie im Kapitel «Osteoporose».)

■ Herz-Kreislauf-Krankheiten

In den Neunzigerjahren waren die meisten Fachleute überzeugt, dass Östrogene vor einem Herzinfarkt schützen. Unter anderem stellte man fest, dass Östradiol eine positive Wirkung auf den Cholesterinspiegel hat: Es verändert das Verhältnis von LDL-Cholesterin zu HDL-Cholesterin zugunsten des HDL-Cholesterins, das die Gefässe schützt. Davon erwartete man sich einen günstigen Einfluss auf das Herzinfarktrisiko.

Heute sind sich Herzspezialisten weitgehend einig: Gegen Herz-Kreislauf-Krankheiten nützt eine Hormonprophylaxe nichts.

Schlimmer noch: Sie kann schaden. Dies hat die WHI-Studie erstmals gezeigt.

Das Ergebnis: Wenn 10 000 Frauen während fünf Jahren Östrogen kombiniert mit Gestagen einnehmen, treten jährlich bei 7 zusätzlich Herzgefässkrankheiten wie Herzinfarkt auf. Diese Hormone einzunehmen, um Herz-Kreislauf-Krankheiten vorzubeugen, ist also Unsinn.

Bereits 2001 hat die amerikanische Herzgesellschaft AHA, welche die führenden Herzspezialisten der Welt vereinigt, neue Empfehlungen herausgegeben:

■ Gesunde Frauen sollen nach der Menopause auf eine Hormonzufuhr verzichten, wenn sie einzig Herz-Kreislauf-Krankheiten vorbeugen wollen.

■ Frauen, die bereits Herzkrankheiten hatten, sollen auch gegen Wechseljahrbeschwerden keine künstlichen Hormone schlucken. Die Östrogene können nämlich Herz-Kreislauf-Probleme verschärfen (siehe auch Seite 28).

■ Hirnschlag

Entgegen den Erwartungen steigt laut Ergebnissen der WHI-Studie das Risiko für Hirnschlag, wenn man über längere Zeit Östrogen/Gestagen einnimmt. Wenn 10 000 Frauen fünf Jahre lang diese Hormone nehmen, treten jährlich 8 Hirnschläge zusätzlich auf.

■ Alzheimer

Die Annahme, dass Östrogene vor der Alzheimerkrankheit schützen, ist nicht bewiesen. Gegenwärtig ist es also nicht sinnvoll, zu versuchen, dieser Krankheit auf diesem Weg vorzubeugen.

■ Darmkrebs

Die WHI-Studie zeigte einen Erfolg beim Verhüten von Darmkrebs.

Das Darmkrebsrisiko sank um 37 Prozent. Das heisst: Wenn 10 000 Frauen während fünf Jahren Hormone nehmen, treten jährlich 10 statt 16 Darmkrebsfälle auf, also 6 Fälle weniger.

Fazit: Dem Nutzen – weniger Knochenbrüche, weniger Darmkrebs – stehen erheblich mehr Risiken gegenüber. Es erkranken mehr Frauen an Brustkrebs und Herzkrankheiten, erleiden einen Hirnschlag, eine Lungenembolie und Thrombosen.

Wenn Hormone krank machen

Nebst den positiven Einflüssen, die Östrogene durchaus haben, gibt es leider auch negative, die sogar ein Krankheitsrisiko erhöhen können. Diese fallen besonders ins Gewicht, wenn Sie die Hormone vorbeugend einnehmen wollen, also über mehrere Jahre.

■ Gebärmutterschleimhautkrebs

Es kommt häufiger zu Gebärmutterschleimhautkrebs (Endometriumkarzinom; mehr dazu im Kapitel «Gesund bleiben», Seite 88).

Östrogen regt die Gebärmutterschleimhaut zum Wachsen an. Durch jahrelange Stimulation der Gebärmutterschleimhaut mit Östrogen kann Krebs entstehen. Ges-

Prophylaktische Hormontherapie

Persönliche Risiken und Vorteile abwägen

Die Vereinigung Schweizer Ärztinnen lehnte eine generelle vorbeugende Hormontherapie für Frauen nach der Menopause bereits 1999 ab. Denn das persönliche Risiko für Osteoporose oder Darmkrebs beziehungsweise Brustkrebs, Herzkrankheiten, Hirnschlag oder Thrombose ist für jede Frau anders.

Hier ist ein genaueres Abwägen angezeigt – und zwar zwischen den persönlichen Risiken und den möglichen Folgen der Hormongabe (siehe auch Kapitel «Osteoporose», Seite 60).

Dies ist für die Frauen nicht einfach. Die moderne Medizin zwingt sie so, wie die Historikerin Barbara Duden von der Universität Hannover es formuliert, «zum risikobewussten Selbst-Management».

Und der Amerikaner Isaac Schiff, Chefgynäkologe am Massachusetts General Hospital, brachte es wie folgt auf den Punkt: «Soll ich das Risiko erhöhen, im Alter von 60 an einem Brustkrebs zu erkranken, damit die Risiken kleiner werden, mit 80 wegen Osteoporose einen Oberschenkelbruch zu erleiden?»

Am besten besprechen Sie dieses Thema mit Ihrer Ärztin, Ihrem Arzt und wägen Ihre individuellen Risiken und Vorteile in Bezug auf eine Hormonzufuhr ab.

tagene hemmen die aufbauende Wirkung von Östrogen und verhindern, dass die Schleimhaut ungehindert wächst.

Frauen, die ihre Gebärmutter noch haben, dürfen Östrogene daher nur in Kombination mit Gestagenen einnehmen. Drei Studien konnten allerdings zeigen, dass auch die Zugabe von Gestagen nicht immer vor Gebärmutterschleimhautkrebs schützt (Beresford 1997, Pike 1997, Weiderpas 1999). Für einen zuverlässigen Schutz über längere Zeit ist es deshalb nötig, die Gestagene täglich einzunehmen.

◼ Brustkrebs

Lange Zeit war umstritten, ob die Östrogenzufuhr das Brustkrebsrisiko erhöhe. Mitte der 90er-Jahre haben die Fachgesellschaften der Gynäkologen und Hormonspezialisten in Deutschland jedoch gewarnt: «Es ist nicht auszuschliessen, dass eine Östrogeneinnahme während mehr als fünf Jahren das Brustkrebsrisiko erhöhen kann.» Zur gleichen Zeit hatte auch die amerikanische Harvard Medical School vor einem «stark erhöhten Brustkebsrisiko» gewarnt.

Heute gilt es als gesichertes Wissen, dass Östrogene das Brustkrebsrisiko erhöhen. Je länger eine Frau Östrogene einnimmt, desto stärker erhöht sie dieses Risiko. Eine systematische Auswertung von 51 Studien ergab: Die Gefahr, an Brustkrebs zu erkranken, nimmt zu, wenn Frauen Östrogene länger als fünf Jahre einnehmen.

In Zahlen ausgedrückt: Unter 1000 Frauen im Alter zwischen 50 und 70 Jahren erkranken im Schnitt 45 an Brustkrebs. Nach fünf Jahren Hormoneinnahme gibt es 2 zusätzliche Krebserkrankungen, nach zehn Jahren 6 und nach fünfzehn Jahren Hormonzufuhr 12 zusätzliche Brustkrebsfälle (siehe Grafik unten).

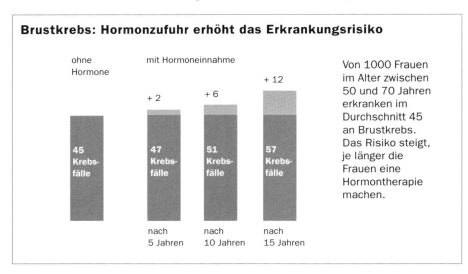

Brustkrebs: Hormonzufuhr erhöht das Erkrankungsrisiko

ohne Hormone	mit Hormoneinnahme		
	+ 2	+ 6	+ 12
45 Krebs-fälle	47 Krebs-fälle	51 Krebs-fälle	57 Krebs-fälle
	nach 5 Jahren	nach 10 Jahren	nach 15 Jahren

Von 1000 Frauen im Alter zwischen 50 und 70 Jahren erkranken im Durchschnitt 45 an Brustkrebs. Das Risiko steigt, je länger die Frauen eine Hormontherapie machen.

Die erhöhte Brustkrebsgefahr besteht «nur» während und bis etwa fünf Jahre nach Abschluss der Östrogeneinnahme.

Man hoffte, dass – wie beim Krebs der Gebärmutterschleimhaut – eine Zugabe von Gestagen dieses Risiko aufheben könne. Das Gegenteil ist offenbar der Fall. In einer Studie haben Fachleute nachgewiesen, dass das Brustkrebs-Risiko, bei einer kombinierten Östrogen-Gestagen-Behandlung weiter steigt:

■ Bei einer Östrogengabe über vier Jahre stieg das Brustkrebsrisiko um 20 Prozent. Bei einer Östrogen-Gestagen-Kombination stieg es um 40 Prozent.

Betroffen von der höheren Brustkrebsrate waren nur schlanke Frauen.

Die WHI hat dies im Wesentlichen bestätigt: Das Risiko ist bereits erhöht, wenn die Östrogen-Gestagen-Einnahme länger als vier Jahre dauert.

In Zahlen: Wenn 10 000 Frauen fünf Jahre lang diese Hormone nehmen, treten jährlich 8 zusätzliche Brustkrebsfälle auf. Wie weit dieses erhöhte Risiko auch auf Frauen zutrifft, die statt Gestagen so genannt natürliches Progesteron (siehe Seite 30) einnehmen, ist nicht untersucht.

Eine weitere Schwierigkeit: Das Brustgewebe verändert sich unter Östrogeneinnahme so, dass bei einer Mammographie (siehe Kapitel «Gesund bleiben», Seite 83 ff.) Brustkrebs schwieriger zu erkennen ist als normalerweise bei Frauen nach der Menopause.

Nebenwirkungen

Von Kopfschmerzen bis Depressionen

Nebst den gesundheitlichen Gefahren gibt es wie bei fast jedem Medikament Nebenwirkungen. Die Liste ist lang. Die wichtigsten:

■ **Östrogen:** Wassereinlagerung und dadurch empfindliche Brüste, leichte Übelkeit, Kopfschmerzen, Gewichtszunahme, Ausfluss.

Beim Östrogen sind die Nebenwirkungen oft eine Frage der Dosis. Es gilt also, das Östrogen so zu dosieren, dass möglichst keine Beschwerden auftreten.

■ **Gestagen:** Müdigkeit, Verstopfung, Wasseransammlung im Körper, gespannte Brüste, Übelkeit, depressive Stimmung, Reizbarkeit, Kopfschmerzen, Bauchkrämpfe.

Es gibt viele verschiedene Gestagene. Nicht jedes Präparat wirkt gleich. Hier geht es darum, das Medikament zu finden, das Ihnen am wenigsten Probleme verursacht. Es kann eine gewisse Zeit dauern, bis Sie das für Sie geeignete Mittel gefunden haben.

■ Myome

Unter Östrogeneinfluss können Myome wachsen. Gestagen wirkt dem entgegen (siehe Seite 51).

■ Thrombose und Lungenembolie

Das Risiko dafür verdoppelt sich mit der Hormontherapie vor allem im ersten Jahr der Einnahme. Wenn in Ihrer Familie schon Fälle von Thrombose oder Lungenembolie aufgetreten sind, haben Sie ein grösseres Risiko. Die Ärztin sollte dann eine Blutgerinnungsabklärung machen.

■ Gallenblase

Eine Hormontherapie erhöht das Risiko von Erkrankungen der Gallenblase.

Natürliche und synthetische Hormone

Wenn von Östrogenersatztherapie die Rede ist, liest und hört man oft, dass es sich im Gegensatz zur Verhütungspille um natürliche Hormone handelt. Nur: Was heisst hier natürlich?

■ «Natürlich» kann heissen, dass das Hormon mit jenem im Körper der Frau identisch ist.

■ Es kann aber auch bedeuten, dass die Pharmafirmen das Hormon natürlich gewinnen, zum Beispiel aus dem Harn trächtiger Stuten. (Dagegen protestieren Tierschützer, da die Pferde unter schlechten Bedingungen gehalten werden.) Im Harn trächtiger Stuten sind mehrere verschiedene Östrogene enthalten, die den menschlichen Östrogenen zwar ähnlich sind, aber nicht identisch.

Diese so genannt «konjugierten Östrogene» sind vor allem in den USA sehr beliebt. In der Schweiz wird häufiger das synthetisch hergestellte, aber im Körper vorkommende Östradiol verwendet.

Pflanzen als Ausgangsstoff – und trotzdem synthetisch

Bei den synthetisch hergestellten Hormonen verwenden die Hersteller meist einen pflanzlichen Ausgangsstoff, den sie dann so verändern, dass er dem menschlichen Hormon ähnlich ist.

Das Hormon, das so entsteht, hat nichts mehr mit der ursprünglichen Pflanze zu tun, es ist kein natürlicher Stoff mehr. Gerne suggeriert die Werbung aber Natürlichkeit.

Für die Antibabypille wird ein synthetisch hergestelltes Östrogen verwendet, das nicht im Körper der Frau vorkommt.

Gestagen heisst das Hormon, das Progesteron ersetzen soll. Es wird ebenfalls synthetisch hergestellt.

In der Schweiz gibt es auch Präparate mit so genannt natürlichem Progesteron. Dieses ist mit dem körpereigenen Progesteron praktisch identisch. Man gewinnt es aus Pflanzen und bereitet es pharmazeutisch auf.

Es gibt Hinweise, dass natürliches Progesteron weniger schadet als Gestagen. Allerdings fehlen umfassende Studien, um Gewissheit zu bekommen.

Risikopatientinnen

Wann Östrogene verboten sind

In einigen speziellen Fällen sollten Sie auf keinen Fall Östrogenpräparate verwenden:

■ Ungeklärte Blutungen (abklären)
■ Akute Venenthrombose, Lungenembolie
■ Akut erkrankte Leber- oder Gallenblase
■ Brustkrebs
■ In der Vorgeschichte: Brust-, Gebärmutterschleimhaut-, Eierstockkrebs, Venenthrombose, Lungenembolie (beim Arzt auch Zustand und Belastung abklären), Herz-Kreislauf-Krankheiten

Vorsicht mit Östrogenen ist angezeigt bei:

■ Brustkrebs, Thrombose oder Lungenembolie in der Familie
■ Endometriose (Auftreten von Gebärmutterschleimhautgewebe ausserhalb der Gebärmutterhöhle)
■ Leber- oder Gallenblasekrankheiten

Hormone schlucken, kleben oder spritzen?

Es gibt verschiedene Möglichkeiten, dem Körper Hormone zuzuführen. Prinzipiell können Sie diese entweder einnehmen oder über die Haut, die Schleimhaut oder mittels Spritzen ins Blut bringen.

Östrogen

◼ Tabletten und Tropfen

Das Östrogen passiert den Magen-Darm-Trakt sowie die Leber, wo es um- und abgebaut wird. Erst dann gelangt es ins Blut.

Nachteil: Wer die Hormone in Form von Tabletten einnimmt, belastet seine Leber stärker.

Tropfen können Sie statt zu schlucken auch im Mund behalten oder auf einen Zucker geben und zergehen lassen. So geht das Östrogen direkt ins Blut und belastet die Leber weniger.

◼ Pflaster

Dieses kleben Sie auf die Haut (Po, Bauch, Oberschenkel). Es gibt kontinuierlich Östrogen ab, das über die Haut ins Blut eindringt.

Das Pflaster ist wasserfest, Sie müssen es zum Duschen und Baden also nicht entfernen. Es gibt Pflaster, die Sie einmal, und solche, die Sie zweimal wöchentlich wechseln.

Nachteil: Bei empfindlichen Personen können Hormonpflaster die Haut reizen.

◼ Intramuskuläre Depot-Spritzen:

Sie wirken 3 bis 6 Wochen. Die Hormonabgabe ist gleichmässig.

Therapie-Abbruch

Hormondosis stufenweise verringern

Wenn Sie aus einer Östrogentherapie aussteigen wollen, dürfen Sie die Hormone keinesfalls einfach von heute auf morgen absetzen. Einen raschen Abfall des Östrogenspiegels beantwortet der Körper mit Wechseljahrsymptomen.

Egal ob Sie Tabletten, Pflaster, Gel oder eine andere Form anwenden: Verringern Sie die Dosis langsam – über einen Zeitraum von mehreren Monaten. Fragen Sie Ihre Ärztin, was für Sie am besten ist.

Nachteil: Sie können die Dosis nicht verändern oder die Therapie abbrechen. Die Methode gilt als veraltet.

◼ Gel

Sie tragen das Gel auf die Haut (am Bauch oder Oberschenkel) auf. Ähnlich wie beim Pflaster dringt das Hormon über die Haut ins Blut. Exaktes Dosieren ist schwieriger als beim Pflaster. (Das Gestagen muss aber zusätzlich in Tablettenform genommen werden.)

◼ Lokale Östrogentherapie

Bei Scheidentrockenheit und zum Teil auch bei Blasenproblemen können Sie Östrogen auch lokal anwenden. Es ist wesentlich niedriger dosiert als die vorgängig beschriebenen Präparate. Eine Zugabe von Gestagenen ist dann nicht nötig. Lokal anzuwendendes Östrogen ist in drei Formen erhältlich:

■ Zäpfchen, die Sie in die Scheide oder in den After einführen.

■ Vaginalcreme oder Gel.

■ Vaginalring: ein Silikonring, den Sie in die Scheide einführen. Er gibt kontinuierlich Östradiol ab. Wirkt etwa zwei Monate.

Gestagen und Progesteron

Gestagen ist hauptsächlich als Tablette erhältlich. Es gibt auch kombinierte Östrogen-Gestagen-Präparate und Östrogen-Gestagen-Doppelpflaster.

Gestagen können Sie kontinuierlich einnehmen, dann unterdrückt es den Aufbau der Gebärmutterschleimhaut. Sie haben also keine Periode.

Die tägliche Einnahme empfiehlt sich, damit der Schutz der Gebärmutter auch über längere Zeit gewährleistet ist (siehe auch Seite 20).

Dies ist aber erst ein paar Jahre nach der Menopause möglich. Direkt nach der Menopause müssen Sie das Hormon zyklisch anwenden, da sonst unregelmässige Blutungen auftreten können. Damit der Schutz ausreichend ist, nehmen Sie das Gestagen 11 oder 12 Tage pro Monat.

In diesem Fall können – je nach Präparat und Dosis – besonders in der ersten Zeit kurz nach Absetzen des Gestagens Blutungen auftreten.

Natürliches Progesteron statt Gestagen

Statt Gestagen können Sie auch so genannt natürliches Progesteron verwenden, das dem menschlichen Hormon sehr ähnlich ist. Erhältlich ist mikronisiertes Progesteron in Kapseln, die Sie entweder schlucken oder in die Scheide einführen.

Tipp: Bei der Fülle von Präparaten und Anwendungsmöglichkeiten ist es äusserst wichtig, eine Ärztin oder einen Arzt zu finden, die/der Sie gut berät und Ihnen ein sicheres Gefühl vermittelt.

Lassen Sie sich die Vor- und Nachteile der verschiedenen Präparate erklären. Entscheiden Sie zusammen mit der Ärztin, welches Mittel am besten für Sie geeignet ist. Manchmal muss man auch mehrere Präparate ausprobieren, um die Nebenwirkungen möglichst gering zu halten.

Hitzewallungen
Dagegen sind viele Kräuter gewachsen

Hitzewallungen, auch fliegende Hitze genannt, gelten als das Wechseljahrsymptom schlechthin. Die Wallungen können zwar unangenehm sein, aber schädlich sind sie nicht. Meistens genügen sanfte Methoden, um Hitzeschübe abzuschwächen oder gar zum Verschwinden zu bringen.

Plötzlich ist Ihnen so heiss, dass Sie am liebsten alle Kleider ausziehen möchten. Die Hitze geht oft von der Brust aus, steigt in den Kopf und breitet sich zu den Armen aus. Manchmal spürt man sie am ganzen Körper. Das Herz schlägt schneller. Die Haut rötet sich. Der Schweiss bricht aus allen Poren. Dadurch kühlt sich der Körper ab. Nach kurzer Zeit ist die Wallung vorüber.

So oder ähnlich erleben viele Frauen eine Hitzewallung. Bei manchen kündigt sie sich durch ein seltsames Gefühl an, das viele Betroffene als unangenehm empfinden. Frauen, die in der Nacht Wallungen bekommen, wachen meist unmittelbar davor auf.

Etwa zwei Drittel der Frauen in westlichen Industrieländern leiden unter Wallungen. Die einen Frauen spüren Wallungen bereits vor der Menopause – zum Beispiel bei Zyklusstörungen (Phasen ohne Eisprung). Bei anderen beginnen sie erst danach. Das Spektrum reicht von ein bis zwei Wallungen bis zu einer Vielzahl am Tag und während der Nacht. Jede zweite Betroffene hat starke Hitzeschübe.

Die Phase mit fliegender Hitze ist von Frau zu Frau verschieden:

Hitzeschub

So entsteht eine Hitzewallung

Wie die plötzlichen Hitzeschübe entstehen, ist ein nur zum Teil gelöstes Rätsel. Doch so viel ist den Forschern heute bekannt:

Hitzewallungen entstehen durch eine Störung der Temperaturregulierung des Körpers. Diese Störungen werden im Hypothalamus, einem Teil des Zwischenhirns, ausgelöst – und zwar wenn der Östrogenspiegel absinkt.

Ohne dass es für die Körperfunktionen notwendig wäre, kommt es zu einer Gefässerweiterung, welche die Durchblutung der Hautoberfläche schlagartig erhöht (Hitzeschub). Daraufhin setzt ein

Schweissausbruch ein, der schnelle Abkühlung bringt – die Körpertemperatur sinkt kurzfristig unter den Normalwert.

Die Höhe des Östrogenspiegels sagt nichts darüber aus, ob eine Frau Wallungen bekommt oder nicht. Doch je abrupter das Östrogen abnimmt, umso eher muss sie mit fliegender Hitze rechnen. Besonders extrem ist dies, wenn die Menopause künstlich herbeigeführt wurde (siehe Seite 8). Nach einer gewissen Zeit gewöhnt sich der Körper jedoch an den niedrigeren Östrogenspiegel, und die Wallungen hören auf.

Bei einigen Betroffenen dauert sie ein knappes halbes Jahr, bei drei Vierteln bis zu fünf Jahren. Es ist auch möglich, dass Sie nach einiger Zeit erleichtert aufatmen und denken: «Endlich ist es ist vorbei...» Und plötzlich sind die Wallungen wieder da. Doch spätestens nach sechs Jahren verschwinden die Hitzewallungen in der Regel ganz von alleine.

Am besten ist:
Wenns brodelt, locker bleiben
Hitzewallungen sind weder schädlich noch gefährlich. Einige Frauen erleben die fliegende Hitze sogar als angenehmen Energieschub und geniessen die Wallungen. Dies sind jedoch Ausnahmen. Die meisten Betroffenen empfinden Hitzeschübe als lästig und unangenehm. Vor allem dann, wenn eine Wallung mitten in einem Gespräch auftritt, wenn die Frau warm angezogen in einem Geschäft steht oder vor ihren männlichen Arbeitskollegen ein Referat halten muss.

Manchen Frauen ist ein plötzlicher Hitzeschub in der Öffentlichkeit auch peinlich, weil Wallungen ein Hinweis sind, dass sie «in den Jahren» ist. Denn im natürlichen Umgang mit diesem Thema tut sich unsere Gesellschaft nach wie vor schwer. Manche Leute – vor allem Männer – witzeln oder sprechen abschätzig über die betroffenen Frauen.

Versuchen Sie trotz allem, offen und locker mit den Hitzeschüben umzugehen. Am leichtesten fällt dies im Gespräch mit anderen Frauen, die sich in der gleichen Lage befinden. Fragen Sie auch ältere Frauen, welche Tipps und Tricks ihnen die Wechseljahre erleichtert haben. Wichtig: Probieren Sie sich von negativen Gedanken zu lösen, denn diese können die Wallungen verstärken. Ein – wenn unter Umständen auch kleiner – Trost: Ihrer Umwelt fällt der Hitzeschub meist gar nicht auf.

Auslöser vermeiden

So bekommen Sie Hitzewallungen besser in den Griff

Es gibt einige bekannte Faktoren, die Hitzewallungen auslösen oder verstärken können. Stellen Sie sich darauf ein, einen Hitzeschub zu bekommen, wenn Sie zum Beispiel einen Kaffee trinken. Wollen Sie das vermeiden, können Sie diesen Auslösern aus dem Weg gehen:

- Kaffee, Schwarztee, Alkohol, Rauchen, scharfe Gewürze
- hohe Raumtemperatur, warme Kleidung
- starke Gefühlsregungen, die man unterdrückt, zum Beispiel Wut, Ärger, Angst, Freude, Scham
- Stress

Beobachten Sie sich selbst, vielleicht entdecken Sie noch anderes, das Sie in Wallung bringt.

Hormonelle Therapie: Nur für schwere Fälle

Für Frauen, die unter Wallungen leiden, hat die Pharmaindustrie ein einfaches Rezept parat: Hormonpräparate. Für die Hitzewallungen sei das Östrogen verantwortlich, dessen Menge bei der Frau mit der Menopause abnimmt. Wenn Frauen diese Hormone «ersetzen», so wirbt die Pharmaindustrie, bekommen sie keine Wallungen, keine Schweissausbrüche, die Vagina bleibt feucht, die sexuelle Lust hält an, der Körper altert langsamer.

Doch: Viele Frauen belasten ihren Körper schon seit der Pubertät mit Östrogenen. Unter den 20-Jährigen verwenden 60 Prozent die Verhütungspille und schlucken sie im Durchschnitt 15 Jahre lang. Soll man in den Wechseljahren anfangen, während Jahren noch viel stärker dosierte Östrogene einzunehmen? Den Entscheid muss jede Frau selber fällen (siehe auch Kapitel «Hormonbehandlung»).

Auch skeptische Ärztinnen verschreiben für eine beschränkte Zeit Hormone, falls die Wechseljahre allzu beschwerlich werden. Hormone sind dann ein wirksames Mittel, um die diversen Beschwerden loszuwerden.

Die meisten Frauen können aber ihre Beschwerden lindern, wenn sie sich viel bewegen und verschiedene komplementärmedizinische Methoden ausprobieren (siehe Seite 35 ff.).

Östrogene und Progesteron

Eine kontinuierliche Östrogenzufuhr hilft meistens gegen Wallungen. Doch sollten Sie nur darauf zurückgreifen, wenn Sie sehr stark unter Wallungen leiden. Dosieren Sie das Östrogen so niedrig wie möglich. In Frage kommen Tabletten, Tropfen, Pflaster, Gel, Depots (siehe auch Kapitel «Hormonbehandlung», Seite 29).

Frauen, bei denen die Gebärmutter nicht herausoperiert wurde, müssen ein kombiniertes Östrogen-Gestagen-Präparat einnehmen.

Diese Medikamente dürfen nicht abrupt abgesetzt, sondern müssen langsam bis auf Null reduziert werden – zum Beispiel jede Woche eine Tablette weniger. Den Beginn für die Reduktion und die Höhe der Dosis sollten Sie mit Ihrer Ärztin besprechen.

Laut Professorin Susan Love und weiteren spezialisierten Fachleuten wirkt auch so genannt «natürliches Progesteron» gegen

---

Tipp

Bitterer Tee unterstützt die Leber

Wenn Sie Hormone einnehmen, belastet das die Leber. Deshalb empfiehlt es sich, die Leberfunktion mit einem bitteren Tee zu unterstützen.

Gut sind zum Beispiel Tees aus Artischocke, Mariendistel, Löwenzahn, Ringelblume (Calendula), Benediktenkraut (Cnicus benedictus), Wermut oder Tausendgüldenkraut.

Wallungen. Es wird aus Pflanzen gewonnen – zum Beispiel aus der Jamswurzel – und nur pharmazeutisch aufbereitet (siehe auch Seite 28).

Die Leber baut dieses Progesteron jedoch sehr schnell ab. Deshalb wird es in mikronisierter Form eingenommen. Das heisst, das Progesteron kommt als kleine Kügelchen verpackt in Kapseln zum Schlucken.

Wie Progesteron allein wirkt, ist noch immer ungenügend erforscht. Speziell über die Langzeitfolgen ist sehr wenig bekannt.

Alternative Therapien: Ein Versuch lohnt sich

Komplementärmedizinische Methoden wie Phytotherapie, traditionelle chinesische Medizin (TCM), Homöopathie, Spagyrik, Anthroposophische Medizin oder Naturheilkunde können viele Beschwerden lindern – im Idealfall sogar zum Verschwinden bringen. Ein Versuch lohnt sich. Es gibt mittlerweile auch Schulmediziner, die mit einer oder mehreren dieser alternativen Methoden arbeiten.

Wenn Sie sich zu einer Therapie entschliessen, müssen Sie sich bewusst sein: Praktisch alle Fachleute der Komplementärmedizin richten ihr Augenmerk nicht allein auf die Symptome. Komplementärmediziner gehen vom ganzheitlichen Bild einer Krankheit aus. Sie ist ein Zeichen dafür, dass etwas auf der körperlichen, seelischen oder geistigen Ebene aus dem Gleichgewicht geraten

ist. Ein Symptom ist immer Ausdruck einer tiefer liegenden Störung, zum Beispiel eines gestörten Energieflusses.

Der Komplementärmediziner sucht – im Gespräch, durch Beobachten und Untersuchen – nach weiteren Hinweisen auf die eigentliche Störung. Die Therapie wirkt auf den ganzen Organismus ein. Sie hat das Ziel, die Selbstheilungskräfte des Körpers zu unterstützen.

Phytotherapie: Pflanzen, die helfen

Um Krankheiten und seelische Probleme zu behandeln oder ihnen vorzubeugen, verwenden Phytotherapeuten Pflanzen und Pflanzenteile. Diese sind zu Tees, Säften, Tinkturen, Salben oder Pillen verarbeitet. Die Therapeuten setzen die Pflanzen – je nach Bedarf – auch symptombezogen ein.

Viele pflanzliche Arzneien eignen sich auch zur Selbstbehandlung. Sie können sich daraus leicht selber einen Tee zubereiten. Stellen Sie sich Ihre individuelle Mischung aus mehreren Pflanzen zusammen (siehe Kasten Seite 37). Wenn Sie keine Tees mögen, kaufen Sie Tinkturen oder Fertigpräparate. Beide haben den Vorteil, dass die Menge des Wirkstoffs genau definiert ist. Denn auch pflanzliche Arzneien sind nicht harmlos. Sie können unerwünschte Nebenwirkungen haben. Am besten lassen Sie sich von einer Fachperson beraten (siehe auch Kasten Seite 38).

Gegen Wallungen helfen Pflanzen, die Phytoöstrogene enthalten, ähnlich wie Östrogen wirken oder den Hormonspiegel harmonisieren. Manchen Frauen helfen Pflanzen, die Progesteron enthalten oder ähnlich wie Progesteron wirken.

Günstig wirken sich auch Pflanzen aus, die kühlen. Ausserdem gibt es eine Reihe weiterer Pflanzen, die gegen Wallungen helfen können, bei denen aber (noch) nicht klar ist, warum dies so ist.

Diese Pflanzen harmonisieren den Östrogenspiegel:

■ **Traubensilberkerze** (Cimicifuga racemosa, auch Wanzenkraut, Schlangenkraut genannt): Diese Pflanze ist eine echte Alternative zu Hormonen. Sie ist relativ gut erforscht, und ihre Wirksamkeit ist durch mehrere Studien belegt. Die Traubensilberkerze hat keinen Einfluss auf die Uteruszellen. Wie sie auf die Brust wirkt, wird noch untersucht. Ratten- und Zellversuche deuten darauf hin, dass kein ungünstiger Effekt besteht.

Traubensilberkerze gibt es als Tinktur und Fertigarznei. Damit das Mittel wirkt, sollten Sie dem Körper täglich 40 mg zuführen (muss auf dem Beipackzettel erwähnt sein). Es kann aber einige Wochen dauern, bis die Wallungen nachlassen.

Sie können aus der Pflanze auch Tee zubereiten: 1 Tl Kraut mit einer Tasse heissem Wasser übergiessen, 10 Minuten ziehen lassen. Zwei bis drei Tassen pro Tag trinken; dies während 6 bis 8 Wochen. Danach eine Woche pausieren. Beobachten Sie, wie oft die Wallungen jetzt auftreten. Je nachdem wiederholen Sie die Teekur.

- **Salbei** (Salvia officinalis): Er wirkt schweisshemmend; als Tee, Tropfen, Kapseln erhältlich. Für Tee wenig Salbeiblätter heiss aufgiessen und kurz ziehen lassen. Den Tee schluckweise und nicht heiss trinken.

Wichtig: Sehr grosse Mengen Salbei oder eine langfristige Einnahme können zu Herzjagen, Magenschmerzen, Hitzegefühl oder Schwindel führen.

- **Zypresse:** Hilft ebenfalls gegen starkes Schwitzen. Massieren Sie mit verdünntem ätherischem Zypressenöl die Nebennierengegend.

- **Ginseng** (Panax Ginseng): Kann gegen Wallungen helfen, besonders wenn sie von Müdigkeit, Schwäche und Konzentrationsschwierigkeiten begleitet sind. Es sind verschiedene Fertigpräparate erhältlich. Die Ginseng-Qualität ist sehr unterschiedlich. Bevorzugen Sie standardisierte Präparate.

- **Hafer** (Avena sativa): Harmonisiert den Östrogenspiegel, gilt zudem als beruhigend und schlaffördernd.

- **Grosse Brennnessel** (Urtica dioica): Harmonisiert den Östrogenspiegel, wirkt ausserdem stark entsäuernd und entgiftend. Gibt es als Tee und Fertigpräparat.

- **Hopfen** (Humulus lupulus): Wirkt östrogenähnlich und zusätzlich beruhigend und harmonisierend.

- **Blütenpollen und Gelee Royal:** Nur wenig einnehmen.

- **Herzgespann** (Leonurus Cardiaca): Harmonisiert die Hormone. Zu empfehlen, wenn die Wallungen mit starkem Herzrasen verbunden sind.

- **Klettenwurzel, Bordane** (Arctium lappa): Enthält Substanzen, die der Körper in Östrogen umwandeln kann. Reinigt auch die Lymphe. Ist besonders günstig für Frauen, die sich aufgedunsen fühlen. Kraut heiss aufgiessen, 10 Minuten stehen lassen, dann trinken.

Diese Pflanzen wirken ähnlich wie Progesteron:

- **Mönchspfeffer, Keuschlamm** (Vitex agnus castus): Normalisiert die Ausschüttung von Milch bildendem Hormon (Prolaktin) in der Hirnanhangsdrüse und harmonisiert das Östrogen-Progesteron-Verhältnis. Mönchspfeffer ist vor

Selbstbehandlung

So kommen Sie zu Ihrem Tee

Gegen fast jedes Symptom ist ein (Tee-)Kraut gewachsen. Ob Wallungen, Schlafprobleme, Depressionen oder Blutungsstörungen: Bei der Auswahl sollten Sie berücksichtigen, dass sich fast jede Pflanze für verschiedene Bereiche eignet.

Wählen Sie für jedes Symptom die entsprechende(n) Pflanze(n). Lassen Sie sich dabei von einer Fachperson beraten – ein falsches pflanzliches Mittel kann nämlich kontraproduktiv wirken.

Trinken Sie – wenn nichts anderes angegeben ist – den Tee während 4–6 Wochen. Dosieren Sie nach den Angaben auf der Packung oder nach Anweisung der Apothekerin, des Drogisten. Legen Sie dann eine Pause ein und beobachten Sie, wie stark Ihre Symptome jetzt sind. Eventuell bleiben die Beschwerden ganz aus.

allem dort angezeigt, wo ein Östrogenüberschuss oder Progesteronmangel besteht.

Seine Wirkung bei unregelmässigen Menstruationen, bei prämenstruellen Beschwerden und Schmerzen in der Brust ist gut erforscht, die Resultate sind positiv. Mönchspfeffer hilft manchen Frauen auch gegen Wallungen.

Es gibt verschiedene Fertigpräparate. Die wirksame Tagesdosis beträgt 30 bis 40 mg (muss auf der Packungsbeilage erwähnt sein). Der Mönchspfeffer muss während 3 bis 6 Monaten genommen werden, um Beschwerden zu lindern, und wird allgemein gut vertragen. In seltenen Fällen treten Magenbeschwerden auf.

■ **Jamswurzel,** auch Yam-Wurz, wilder Yam genannt: In Form von Salben, die pulverisierte Jamswurzel enthalten.

Wenn Sie die Mens noch haben, ab Zyklusmitte bis die Menstruation beginnt einreiben: auf dem Bauch, der Innenseite der Oberschenkel oder in den Achselhöhlen. Nach der Menopause tun Sie dies jeden Monat während 15 Tagen. Lassen Sie sich von einer Fachperson beraten.

■ **Frauenmantel** (Alchemilla vulgaris): Nur in einem sehr frühen Stadium der Wechseljahre. Eignet sich für Tee.

■ **Schafgarbe** (Achillea millefolium): Als Tee vor allem für Frauen geeignet, die zu Krampfadern oder Bindegewebsschwäche neigen. Wenn Sie gegen Korbblütler allergisch sind, sollten Sie diese Pflanze nicht verwenden.

Diese Pflanzen wirken kühlend:

■ **Vogelmiere** (Stellaria media): Als Salat verwenden. Sie können die Vogelmiere problemlos selber pflanzen.

■ **Veilchenblätter:** Als Beigabe zum Salat.

■ **Holunderblüten** sollen den «Thermostat» des Körpers günstig beeinflussen. Holunderblütenessig: Legen Sie etwa 6 Blütendolden in eine Flasche Apfelessig

---

Tipps

So vermeiden Sie Nebenwirkungen

Auch pflanzliche Arzneimittel können Nebenwirkungen auslösen und in zu hohen Dosen oder über einen längeren Zeitraum angewendet, schädlich sein. Negative Reaktionen zusammen mit anderen Arzneimitteln sind ebenfalls möglich. Beachten Sie deshalb:

■ Fragen Sie in der Apotheke oder Drogerie nach Nebenwirkungen oder Anwendungseinschränkungen der Heilpflanzen, egal ob Sie ein Fertigpräparat, Tropfen oder Tee kaufen.

■ Erkundigen Sie sich – auch bei Tees – nach der besten Dosierung, wie lange es dauert, bis eine Wirkung eintritt, und wie lange Sie das Produkt anwenden dürfen.

■ Achten Sie auf das Haltbarkeitsdatum.

■ Kaufen Sie nur registrierte Fertigprodukte. Sie erkennen sie an der IKS-Nummer und an der Vignette, die angibt, ob ein Medikament rezeptpflichtig ist.

■ Kaufen Sie nur Produkte, wenn die Inhaltsstoffe auf oder in der Packung exakt deklariert sind. Manche so genannten Pflanzenmedikamente enthalten nämlich neben dem Pflanzenextrakt auch chemisch-synthetische Stoffe.

■ Sagen Sie Ihrem Arzt, welche pflanzlichen Heilmittel Sie bereits einnehmen.

ein. Sechs Wochen ziehen lassen, abseihen.

Geben Sie ein wenig von diesem Essig in Wasser und trinken Sie tagsüber immer mal wieder ein Glas davon. Wirkt nach einigen Tagen.

**Weitere Pflanzen,
die Wallungen lindern können:**
■ **Weissdorn:** Zu empfehlen für Frauen, die das Herz stärken müssen. 1 Tl Weissdornblüten und -blätter mit einer Tasse kochendem Wasser übergiessen, 10 Minuten ziehen lassen; über 6 bis 8 Wochen täglich 2 Tassen trinken.
■ **Schwarze Johannisbeere**
■ **Beifuss**
■ **Himbeere**
Aus allen oben erwähnten Pflanzen lässt sich Tee herstellen.

**Phytoöstrogene: Wirkung von
Soja in Studien nachgewiesen**
Manche Pflanzen enthalten Östrogene. Sie wirken schwächer als ein Hormonpräparat. Dennoch können sie bei Östrogenmangel ein schwaches Hormonpräparat ersetzen. Ist der Hormonspiegel dagegen sehr hoch, verdrängen sie – vereinfacht gesagt – das körpereigene Hormon.

Deshalb eignen sich Phytoöstrogene als Östrogenersatz nach der Menopause. Da sich der Hormonspiegel während der Wechseljahre ständig verändert, können Phytoöstrogene in dieser Lebensphase ausgleichend wirken.

Untersuchungen zeigten, dass Frauen, die mit dem Essen viel Phytoöstrogene zu sich nehmen,

Risiken

Vorsicht bei Brustkrebs!
Während einige Studien Hinweise liefern, dass Phytoöstrogene vor Brustkrebs schützen, deuten andere auf das Gegenteil hin. Solange die Lage wissenschaftlich nicht eindeutig ist, sollten Frauen mit Brustkrebs besser keine Phytoöstrogene gegen Wechseljahrbeschwerden einnehmen.

weniger an Wallungen leiden. Bei Japanerinnen zum Beispiel sind Hitzewallungen selten. Der finnische Forscher Herman Adlercreutz vermutete einen Zusammenhang mit der sojareichen Ernährung der Japanerinnen und konnte diesen in mehreren Studien bestätigen.

Zwei weitere Beispiele: Der Australier A. L. Murkies verglich bei 47 Frauen mit Hitzewallungen die Wirkung von Sojamehl und Weizenvollkornmehl:
■ Bei den Frauen, die täglich zusätzlich 40 g Sojamehl einnahmen, gingen die Wallungen rasch und sehr deutlich zurück – innert sechs Wochen um 40 Prozent. Dieser Trend hielt in den nächsten sechs Wochen an.
■ Bei der Weizenmehl-Gruppe stellten die Forscher innerhalb der ersten sechs Wochen keine Veränderung fest, danach gingen die Beschwerden um 25 Prozent zurück. Die Erklärung: Weizen enthalte möglicherweise zu viel Phytoöstrogen und sei als Placebo nicht ideal gewesen.

In einer 1997 von A. Brzezinski durchgeführten Untersuchung erhielten 95 prä- und postmenopausale israelische Frauen für drei Monate eine phytoöstrogenreiche Diät, vor allem Sojaprodukte. Gleichzeitig führten 50 Frauen ihre gewohnte Ernährung (pflanzliche Nahrungsmittel und Fleisch) fort.

■ Resultat: In der Gruppe mit sojareicher Ernährung ergab sich eine beträchtliche Reduktion von Hitzewallungen und Trockenheit der Scheide.

Isoflavonoide und Lignane

Zwei Beispiele für in Pflanzen enthaltene Östrogene sind **Isoflavonoide** (auch Isoflavone genannt) und **Lignane.**

Am meisten Isoflavonoide liefern die Sojabohnen. Die daraus hergestellten Produkte enthalten

Pflanzliche Östrogene

Sojaprodukte liefern natürliche Hormone

Der Gehalt an Phytoöstrogenen (Isoflavonoiden) in Sojaprodukten hängt von ihrem Proteingehalt ab. Der Isoflavonoid-Anteil ist also umso höher, je mehr konzentriertes Sojaprotein in einem Produkt vorhanden ist. Die Grafik zeigt, wie viele Isoflavonoide in den einzelnen Lebensmitteln (mg pro 10 g) enthalten sind:

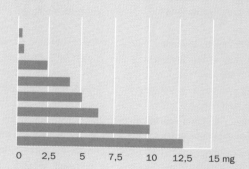

Wenn Sie Ihre Beschwerden mit Soja lindern wollen, sollten Sie täglich bis zu 75 mg Isoflavonoide zu sich nehmen:

40 bis 50 g Sojamehl helfen dabei. Sojamehl eignet sich zum Abbinden von Suppen und Saucen sowie als Ei-Ersatz beim Backen: 1 El Sojamehl entspricht 1 Ei. Sie können aber beispielsweise auch mal eine Tasse Tofu oder Tempeh (eine Art Käse) zubereiten. Und würzen Sie Speisen möglichst oft mit der Misopaste.

Besonders was die Wallungen betrifft, ist es jedoch fraglich, ob Sie diese allein mit einer phytoöstrogenreichen Ernährung zum Verschwinden bringen. Denn wie Sie oben sehen, können Sie den Tagesbedarf durch sojareiche Ernährung allein nicht decken.

unterschiedlich viel Phytoöstrogen (siehe Kasten links). Auch Leinsamen und Linsen enthalten Isoflaflavonoide.

Lignane sind in Linsen, Leinsamen und Haferflocken enthalten. Auch Kürbis- und Sonnenblumenkerne sowie Gemüse (Broccoli, Rüebli, Knoblauch, Mungobohnen) liefern Lignane, allerdings in weit geringerer Menge.

Sie können diese pflanzlichen Östrogene also auch über das normale Essen einnehmen. Aber: Der Östrogengehalt einer Pflanze kann stark schwanken. Es ist daher sehr schwierig, richtig zu dosieren. Wenn ein Versuch Ihre Beschwerden nicht lindert, sollten Sie auf Fertig-Pflanzenpräparate mit einem festgelegten Gehalt an Phytoöstrogenen umsteigen.

Weitere Therapien: Von Akupunktur bis Yoga

Traditionelle chinesische Medizin (TCM)

Der Begriff TCM fasst verschiedene traditionelle Heilmethoden aus China zusammen. Gesund sein bedeutet hier, dass die Lebensenergie Chi frei durch die Energieleitbahnen, die so genannten Meridiane, fliessen kann – und dass Yin und Yang im Gleichgewicht sind.

TCM-Therapeuten versuchen, das bei den meisten Patienten gestörte Gleichgewicht zwischen Yin und Yang wiederherzustellen, den Energiefluss zu verbessern, die Energien zu stärken oder zu vermindern. Die TCM-Methoden sind

Akupunktur, Akupressur, Kräutertherapie, Moxibution (Erwärmen bestimmter Energiepunkte mit speziellen Kräuterzigarren), chinesische Massage, Qi Gong (eine Bewegungs- und Atemkunst) und Meditation.

Halten Beschwerden in den Wechseljahren über längere Zeit an, deutet dies laut TCM-Fachleuten darauf hin, dass die Energien nicht im Gleichgewicht sind oder ein Mangel vorhanden ist.

■ Wallungen können ein Anzeichen mangelnden Nieren- und Leber-Yins sein. Akupunktur, Kräuter, Massage, entsprechende Ernährung können es stärken. Am besten wenden Sie sich an eine Fachperson für TCM.

■ Hitzewallungen gelten in der chinesischen Medizin auch als Symptom von Festgefahrensein. Sie können auf eine innere Blockade hinweisen. Fragen Sie sich also, ob Sie Leidenschaft, Schmerz, Kreativität, Zorn unterdrücken.

Homöopathie

Sie geht von der Lebenskraft – der so genannten Dynamis – im Menschen aus. Die Dynamis regelt die Stoffwechselabläufe, den Schlaf-Wach-Rhythmus, den Blutkreislauf, das Wohlbefinden, das Altern, die Ausscheidung und das Zellwachstum. Das Ziel der Homöopathie ist es, die Dynamis im Gleichgewicht zu halten. Krankheitssymptome gelten als Versuch der Dynamis, sich wieder ins Gleichgewicht zu bringen.

Bei den Medikamenten gilt: Nimmt ein gesunder Mensch ein

Mittel unverdünnt ein, ruft es ähnliche Symptome hervor wie eine Krankheit. Für die homöopathischen Arzneimittel werden die Inhaltsstoffe deshalb nach genauen Vorschriften stark verdünnt, also unschädllich gemacht. Dieser Vorgang heisst potenzieren. Die Arzneimittel sollen das Gleichgewicht der Dynamis wiederherstellen. Der Homöopath stimmt das Mittel auf die ganze Person, nicht auf ein einzelnes Symptom ab.

■ Aus homöopathischer Sicht sind die Wechseljahre ein physiologischer Prozess, keine Krankheit. Ziel der Homöopathie ist es, die Lebenskraft zu stärken, damit die Beschwerden verschwinden.

■ Gegen Hitzewallungen kommen verschiedene homöopathische Arzneimittel in Frage. Am besten lassen Sie sich von einer Fachperson beraten, um das für Sie passende Mittel zu finden.

Spagyrik

Sie geht auf Paracelsus zurück. Bei gesunden Menschen sind Körper, Seele und Geist in Harmonie, eine Krankheit ist Ausdruck dafür, dass die Harmonie gestört ist. Nach der Theorie der Spagyrik schlummert in den Pflanzen eine heilende Lebenskraft. Diese befindet sich laut Paracelsus nicht in der Materie, sondern in ihrer verborgenen Qualität.

Methoden wie Gären, Destillieren und Glühen trennen das Schädliche, Unreine vom Reinen und machen die Heilkraft zugänglich. Die spagyrische Essenz enthält alle wesentlichen Bestandteile der Pflanze. Für die Essenzen verwenden die Fachleute zusätzlich Mineralien.

Spagyrische Essenzen gibts vor allem als Mundsprays. Die Wirkstoffe gelangen so durch die Mundschleimhaut ins Blut und umgehen den Magen und die Leber.

Wenn Sie Spagyrik gegen Wallungen einsetzen möchten, wenden Sie sich am besten an eine Fachperson, um die passenden Essenzen zu finden. Manche Apotheken und Drogerien, die spagyrische Essenzen verkaufen, bieten auch spezielle Beratungen an.

Anthroposophische Medizin

Die Anthroposophische Medizin geht auf Rudolf Steiner zurück. Sie stützt sich auf die Schulmedizin und ergänzt sie mit sanften Therapien. Nach anthroposophischer Auffassung besteht jeder Mensch aus vier Ebenen oder «Wesensgliedern». Das sind der physische Körper, der Lebensleib, der Seelenleib und das Ich-Bewusstsein beziehungsweise der Geist.

Beim Gesunden wirken diese Ebenen harmonisch zusammen. Krankheit entsteht, wenn das Zusammenspiel gestört ist. Anthroposophische Ärztinnen und Ärzte versuchen, ihren Patienten möglichst schonend und umfassend zu helfen. Sie wenden pflanzliche Heilmittel, Wickel, Maltherapie und Heileurythmie an. Bei medizinischer Notwendigkeit werden diese Therapieverfahren ergänzend parallel zur Schulmedizin angewendet.

Naturheilkundler arbeiten mit natürlichen Methoden wie gesunder Ernährung, Fasten, Hydrotherapie, Bewegung, Entspannungstechniken, Massage, Pflanzenheilkunde und Ausleitungsverfahren (z.B. Schröpfen). All diese Mittel unterstützen den Körper, sich selber zu heilen. Bei der Diagnose geht es darum, herauszufinden, wie gut die Lebenskraft arbeitet.

Die Naturheilkunde bezieht Körper, Geist, Seele und Umfeld bei der Diagnose und beim Behandeln mit ein. Auch hier ist es wichtig, dass Sie sich an eine gut ausgebildete Fachperson wenden.

Auch das hilft: Gesund essen und Bewegung

Ausgewogene Ernährung

Gerade jetzt, wenn Ihre Menstruation nicht mehr regelmässig einsetzt, müssen Sie speziell auf Ihre Ernährung achten. Der Speisezettel wirkt sich auf Ihr Wohlbefinden aus. Vielleicht tut Ihnen das eine oder andere Gericht nicht mehr gut, oder Sie entdecken plötzlich neue Gelüste.

Lernen Sie, auf Ihren Körper zu hören, seine Signale ernst zu nehmen, und geben Sie ihm, was er braucht. Die Ernährungspyramide hilft Ihnen dabei.

Ernährungspyramide

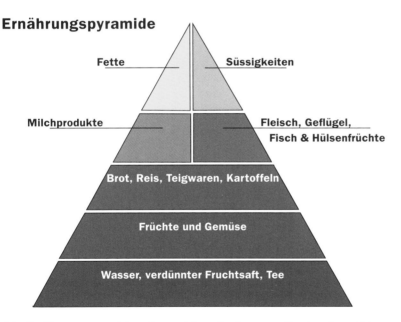

Die Ernährungspyramide zeigt, welchen Stellenwert die einzelnen Nahrungsmittel haben. Die Grösse der verschiedenen Felder gibt an, wie viel Sie von den einzelnen Lebensmitteln (im Verhältnis zu den anderen) zu sich nehmen sollten. Wichtig: Erst alle sieben Gruppen zusammen ergeben eine ausgewogene Ernährung.

Wenn Sie unter Wallungen leiden, sollten Sie abwechslungsreich essen und strenge Diäten meiden. Zwei Vitamine sind besonders wichtig:

Die Eierstöcke reagieren sehr empfindlich auf einen Mangel an den **Vitaminen E und F** (mehrfach ungesättigte Fettsäuren). Achten Sie daher auf hochwertige Öle wie kalt gepresstes Sonnenblumen-, Distel-, Sesam-, Haselnuss- oder Baumnussöl, auch Olivenöl sowie Nüsse. Sie alle regulieren Ihren Vitaminhaushalt.

Sehr gute Lieferanten für Vitamin E und ungesättigte Fettsäuren sind Borretschöl, Leinöl, Weizenkeimöl und Nachtkerzenöl. Sie haben alle einen starken Eigengeschmack. Deshalb eignen sie sich nicht als Salatöl oder fürs Kochen. Sie können aber täglich einen Esslöffel von einem dieser Öle nach dem Essen oder in Form von Kapseln (2 pro Tag) als Nahrungszusatz nehmen.

■ Essen Sie Sojaprodukte (siehe auch «Phytoöstrogene», Seite 39 ff.), Hülsenfrüchte, Hafer, Vollkorngetreide, Beeren, Leinsamen, Granatäpfel, Datteln, und trinken Sie Grüntee.
■ Salbei, Anissamen und Luzerne (Alfalfa-Sprossen) fördern die Östrogenproduktion.
■ Warten Sie mit dem Essen nicht, bis Sie Heisshunger haben – eine Unterzuckerung kann nämlich Wallungen auslösen.
■ Auch stark gewürzte Speisen können bei manchen Frauen Wallungen verstärken.

(siehe auch «Phytoöstrogene», Seite 39 ff.)

Bewegung lindert Wallungen

Bewegen Sie sich viel – steigern Sie vor allem die Ausdauer. Das hilft, den Kreislauf und den Mechanismus, der die Körpertemperatur kontrolliert, zu stabilisieren. Bewegen Sie sich täglich etwa 20 Minuten so, dass Sie dabei ins Schwitzen kommen. Am besten wirkt Ihr Training, wenn Sie bereits längere Zeit vor Beginn der Wechseljahre damit begonnen haben. Günstig sind auch Yoga, Tai-Chi und Qi Gong.

Atemtraining

Eine Studie zeigte, dass eine spezielle Atemtechnik Wallungen günstig beeinflusst: Frauen, die trainiert hatten, tief in den Bauch zu atmen, waren weniger von Wallungen betroffen als die Frauen einer Kontrollgruppe. Lernen Sie also, tief in den Bauch zu atmen, am besten in einem Atemtherapie-Kurs.

Wasseranwendungen

Trainieren Sie Ihren Kreislauf durch Wechselduschen, Sauna und Trockenbürsten.

Versuchen Sie, die Wallungen mit kaltem Wasser zu reduzieren – auch wenns (vor allem im Winter) schwer fällt. Denn Kälte bewirkt einen Reiz, der das vegetative Nervensystem aktiviert:
■ Waschen Sie sich regelmässig kalt.
■ **Kalter Beinguss:** Führen Sie die Duschbrause oder einen Schlauch aussen das Bein hoch bis zum Gesäss und an der Innenseite wieder hinunter zu den Füssen.

- **Kaltes Armbad:** Arme bis über die Ellbogen 10 bis 20 Sekunden ins Waschbecken oder einen Kessel mit 18 Grad kaltem Wasser eintauchen und Hände leicht bewegen. Anschliessend das Wasser abstreifen.
- **Wenn die Wallung beginnt:** Halten Sie die Innenseite des Handgelenks unter fliessendes kaltes Wasser.
- **Wechselfussbäder und Wassertreten:** Siehe Kapitel «Gesund bleiben», Seite 80.
- **Gegen nächtliches Schwitzen:** Waschen Sie abends den Körper mit einem kühlen Salbeiaufguss.

Kleidung

Nicht umsonst nennt man die Wechseljahre im Volksmund gern das «Jäckchen-Alter»: Kleiden Sie sich nach dem Zwiebelprinzip. Dann können Sie, wenn Ihnen heiss ist, schnell etwas ausziehen. Empfehlenswert sind Kleider aus Naturfasern. In Gewebe aus Kunstfasern schwitzen Sie mehr.

Auch Nachtgewand und Bettzeug sind am besten aus Naturfasern. Wenn Sie nachts oft schwitzen, eignen sich speziell Duvets aus Wildseide oder Wolle. Zweckmässig sind auch zwei dünne, statt ein dickes Duvet.

Praktisch ist ein Fächer, mit dem Sie sich kühle Luft zufächeln können.

Weitere Helfer

- Kältefantasien: Sie stellen sich zum Beispiel vor, dass Sie sich im Schnee wälzen oder im kalten Wasser schwimmen.
- Sie stellen sich vor, dass die Hitze durch Arme und Hände oder Beine und Füsse abfliesst.
- Entspannungstechniken (siehe Kapitel «Abschied und Aufbruch», Seite 97).

45

Zyklusstörungen
Erste Anzeichen für die Wechseljahre

Sobald ihr Monatszyklus unregelmässig wird, realisieren viele Frauen, dass sie in den Wechseljahren sind. Die Eierstöcke lassen während der so genannten Prämenopause in ihrer bisherigen Funktion allmählich nach. Dies führt zu einem hormonellen Ungleichgewicht, das sich auf den Zyklus auswirkt.

In der Prämenopause gerät das fein abgestimmte hormonelle Regelsystem häufig durcheinander. Es reifen weniger Eibläschen heran. Zudem nimmt ihre Leistung ab. Es findet nicht mehr in jedem Zyklus ein Eisprung statt, folglich bildet sich dann kein Gelbkörper – und somit entsteht auch kein Progesteron. Um die Eierstöcke wieder zu stimulieren, schüttet deshalb die Hirnanhangsdrüse vermehrt Eibläschen stimulierendes Hormon (FSH) und Gelbkörper förderndes Hormon (LH) aus.

Die Konzentration aller beteiligten Hormone im Blut ändert sich (siehe Kapitel «Hormonhaushalt», Seite 10 ff.). Deshalb kann sich der bis anhin regelmässige Zyklus bereits einige Jahre vor der Menopause verändern: Der Abstand zwischen den einzelnen Menstruationen kann länger oder kürzer werden, Zwischenblutungen treten auf. Die Blutungen sind stärker oder schwächer als gewohnt, dauern länger oder auch kürzer als früher.

Zyklusschwankungen sind kein Grund zur Panik

Bereits in der Prämenopause können Frauen nun plötzlich Unterleibsschmerzen, Kopfweh bekommen und/oder unter Stimmungsschwankungen leiden. Anderseits verschwinden manchmal unangenehme Symptome, die bis anhin während Ihrer Menstruation aufgetreten sind.

Dies alles braucht Sie nicht zu beunruhigen. Der veränderte Zyklus ist bei Frauen über 40 meist nur ein Zeichen dafür, dass die Wechseljahre begonnen haben und sich der Körper allmählich auf die unfruchtbare Zeit umstellt.

Es gibt allerdings auch einige weniger harmlose Gründe: Der Menstruationszyklus kann gestört sein, weil die Gebärmutter oder die Eierstöcke erkrankt sind. In seltenen Fällen ist eine andere Krankheit der Auslöser.

Achtung!

Unbedingt weiterhin verhüten

Trotz Periode findet in den Wechseljahren nicht immer ein Eisprung statt. Dennoch ist bis ein Jahr nach der Menopause eine sichere Verhütung nötig. Dies gilt auch dann, wenn Sie Beschwerden hormonell behandeln lassen.

- Zum Verhüten eignen sich Kondome und Diaphragma sowie die Spirale.
- Von der Pille raten Fachleute bei Frauen ab 40 bis 45 ab, bei Raucherinnen ab 30. Denn ab diesem Alter steigt das Risiko für Thrombose, Schlaganfall und Herzinfarkt.
- Indem Sie den Muttermundschleim beobachten und Ihre Körpertemperatur täglich messen, können Sie herausfinden, ob noch ein Eisprung stattfindet. Wenn die Menstruationen unregelmässig werden, braucht es für diese natürliche Verhütungsmethode jedoch einige Erfahrung.

Blutungen: Manchmal ein Alarmsignal

Haben Sie lang anhaltende Blutungen, sehr starke Blutungen, Zwischenblutungen und/oder starke Schmerzen?

Am besten suchen Sie einen Arzt auf. Denn: An Zwischenblutungen und verstärkten Blutungen kann neben den Wechseljahren die Spirale schuld sein, aber sie können auch ein Anzeichen sein für:

- erkrankte Eierstöcke
- eine entzündete Gebärmutterschleimhaut (Endometritis)
- ein Myom oder Polypen in der Gebärmutter (siehe Seite 51)
- Gebärmutterkrebs (siehe Kapitel «Gesund bleiben», Seite 88)
- Endometriose: Gebärmutterschleimhaut siedelt sich ausserhalb der Uterushöhle, meist im Bauchraum an. Sie macht dort genauso den Menstruationszyklus mit, was stark schmerzen kann. Die Symptome verschwinden nach der Menopause, da die Endometriose nur im Zusammenhang mit der Menstruation auftritt.

Allgemeinerkrankungen wie zum Beispiel Blutgerinnungsstörungen können ebenfalls zu stärkerer Menstruation oder Zwischenblutungen führen. Durch bestimmte Arzneimittel (zum Beispiel Psychopharmaka, Krebstherapeutika, aber auch pflanzliche Mittel wie Johanniskraut), bei Störungen der Schilddrüsenfunktion oder Zuckerkrankheit ist manchmal der Zyklus verlängert, oder die Mens bleibt ganz aus.

Blutungen nach der Menopause: Ursache klären

Nehmen Sie eine Blutung immer ernst. Falls Sie Hormonpräparate verwenden, sind die Blutungen zwar möglicherweise durch diese Hormone bedingt. Auch hormonelle Schwankungen können nach der Menopause gelegentlich eine Periode auslösen. Sie kann aber auch organisch bedingt sein, zum Beispiel durch einen Polypen, Krebs oder eine Erkrankung der Schilddrüse. Es gilt also abzuklären, ob

Zyklusdaten

Kalender führen

Tragen Sie regelmässig Beginn, Dauer und Stärke der Menstruation in einen Kalender ein.

Die Daten können der Ärztin helfen, eine Störung zu beurteilen. Und Sie erhalten damit Klarheit über Ihren Zyklus, können so die letzte Periode festhalten und rückwirkend den Zeitpunkt der Menopause bestimmen.

die Blutung organisch oder hormonell bedingt ist. Dabei geht es in erster Linie darum, einen Krebs an den Geschlechtsorganen auszuschliessen.

Jede Art Blutung, die ein Jahr nach der Menopause oder später auftritt, sollten Sie ärztlich abklären lassen.

Methoden zur Diagnose
Um die Ursache für Ihr Problem festzustellen, hat die Ärztin diverse Möglichkeiten:
- Anamnese (die Ärztin befragt Sie zu Vorgeschichte und Begleitumständen)
- Untersuchen von Scheide und Muttermund
- Betrachten des Muttermunds mit Spezialmikroskop (Kolposkopie)
- Krebsabstrich
- Tastuntersuch
- Ultraschall
- Blutuntersuch
- In seltenen Fällen muss sich die Patientin entweder einer Computer-Tomographie oder Magnetresonanz-Tomographie unterziehen
- Ausschabung/Auskratzung (auch Curettage oder Abrasio genannt). Sie dient zur Diagnose bei Krebsverdacht, wenn andere Methoden kein klares Bild ergeben. Die Ärztin entfernt dabei die obere Schicht der Gebärmutterschleimhaut mit einem speziellen Instrument via Scheide. Das Gewebe wird dann untersucht.

Wenn die Gebärmutterschleimhaut im Ultraschall unauffällig ist, kann man auch bei Blutungen ein Jahr nach der Menopause abwarten und auf eine Ausschabung verzichten. Selten muss sie aus therapeutischen Gründen sein – etwa um anhaltende Blutungen zu stoppen.

Natürliche Mittel bei Zyklusbeschwerden

Wenn Zyklusstörungen nur durch die hormonellen Schwankungen der Wechseljahre bedingt sind, ist eine Behandlung in den meisten Fällen unnötig.

Eine Ausnahme bilden lang anhaltende und starke Menstruationen, weil dabei viel Blut verloren geht. Dies kann zu Eisenmangel führen. Wenn Sie viel Blut verloren haben und sich müde fühlen, sollten Sie bei der Ärztin das Hämoglobin prüfen lassen.

Homöopathie und TCM
Komplementärmedizinische Massnahmen können Beschwerden häufig lindern – sofern diese mit

---

Tipps

In diesen Fällen die Ärztin aufsuchen

- Wenn die Menstruation über längere Zeit ausbleibt und Sie Wechseljahrbeschwerden haben.
- Wenn die Periode stark verändert ist in Menge und Dauer.
- Wenn Zwischenblutungen auftreten.
- Bei starken Blutungen (die mit Müdigkeit oder Schmerzen verbunden sein können).
- Bei anhaltenden Blutungen.
- Wenn Sie ein Jahr oder länger keine Menstruation mehr hatten und dann plötzlich wieder Blutungen auftreten.

hormonell bedingten Unregelmäs-
sigkeiten der Mens zusammenhängen. In Frage kommen etwa
Homöopathie oder traditionelle
chinesische Medizin (siehe Kapitel «Hitzewallungen, Seite 41).
Zum Zyklusausgleich oder gegen
Schmerzen eignen sich auch Akupunktur und Akupressur, Shiatsu
und Fussreflexzonenmassage.

Moor-Voll- oder -Sitzbäder sorgen für seelisches und körperliches Wohlbefinden und wirken
sich auf die hormonellen Regel-
kreise günstig aus.

Wohltuende Pflanzen

Gut bewährt bei hormonell bedingten Menstruationsstörungen
und damit verbundenen Bauch-
und Kopfschmerzen hat sich

■ **Mönchspfeffer** (Keuschlamm;
lat. Agnus castus). Diese Pflanze
ist gut erforscht. Sie wird hauptsächlich bei prämenstruellen
Symptomen eingesetzt, aber auch
ihre zyklusregulierende Wirkung
ist in Studien nachgewiesen.

Verwendet werden Extrakte
aus den getrockneten Früchten.
Das Präparat (Kapseln, Tabletten,
Lösung) soll eine Tagesdosis von
30 bis 40 mg der Heilpflanze enthalten.

■ **Frauenmantel, Beifuss und
Salbei** gelten ebenfalls als zyklus-
regulierend. Sie können damit Tee
zubereiten.

■ **Jamswurzel:** Diese ist in Salben
enthalten, die sie auf dem Bauch,
der Innenseite der Oberschenkel
oder unter den Achselhöhlen einreiben können (siehe auch Kapitel
«Hitzewallungen», Seite 38).

Wichtig: Auch pflanzliche Mittel
können bei längerem oder
falschem Gebrauch schaden. Prö-
beln Sie deshalb nicht zu lange
auf eigene Faust herum, sondern
wenden Sie sich an eine Fachperson.

Bewährte Hausmittel bei Perioden-Beschwerden

Je nach Beschwerden können
auch folgende Methoden helfen:

Blutung anregend

■ **Tee:** Liebstöckel, Ingwer, Majoran, Beifuss (siehe Kapitel «Hitzewallungen», Seite 36 ff.).
■ **Wickel:** Z.B. mit Ingwer, aufs
Kreuz legen oder auf den Bauch.
■ **Hydrotherapie:** Warmes Fussbad.

Bei starken Blutungen

■ **Tee:** Hirtentäschel, Schafgar-
be, Eichenrinde, Schachtelhalm,
Kreuzkraut.
■ **Vitamin A:** Ist zum Beispiel in
Butter, Eiern, Milch, Rüebli oder
Leber vorhanden.
■ **Bioflavonoide:** Stärken kleine
Blutgefässe, sie sind in Buchwei-
zen enthalten.
■ **Hydrotherapie:** Kalter Umschlag
auf Unterbauch oder Lenden-
wirbelsäule hilft ebenfalls.
■ **Bachblüten:** Wildrose.

Ungünstig bei starken Blutungen wirken sich heisse Bäder,
Sauna und Alkohol aus.

Ersetzen Sie die Flüssigkeit,
die mit dem Blut verloren geht, indem Sie genug trinken. Gut ist
zum Beispiel Brennnesseltee, da
er Blut bildend ist.

Bei länger anhaltender Blutung:
- **Tee:** Eichenrinde (nur eine Woche lang trinken), Hirtentäschel, Schafgarbe, Ringelblumen, Gelbwurz, Frauenmantel.

Bei Schmerzen und Krämpfen:
- **Tee:** Krampflösend wirkt Kreuzkraut, Tee aus Schneeballbaumrinde schmerzlindernd.
- Bei hormonell bedingten Kopfschmerzen kann Tee aus Salbei, Hopfen, Basilikum, Bohnenkraut, Majoran, Iriswurzel oder Mutterkraut helfen. Probieren Sie aus, was bei Ihnen am besten nützt.
- **Wickel:** Krampflösend wirkt auch feuchte Wärme. Machen Sie zum Beispiel einen feuchtwarmen Umschlag oder einen Lavendel-, Ingwer- oder Kohlwickel.
- **Schüssler Salze:** Bei allen Krampfzuständen hilft auch «die heisse 7» der Schüssler Salze: Nr. 7, Magnesium phosphoricum. Lösen Sie 7 bis 12 Tabletten in einem Glas heissem Wasser auf, und trinken Sie es schluckweise.

Schmerzmittel

Nicht alle sind geeignet

Wenn Sie Schmerzmittel verwenden, dann nur solche mit einem einzigen Wirkstoff: Paracetamol, Ibuprofen oder eventuell Acetylsalicylsäure.

Bei langen oder starken Blutungen sollten Sie auf Schmerzmittel mit dem Wirkstoff Acetylsalicylsäure (enthalten zum Beispiel in Aspirin) verzichten: Er verdünnt das Blut und kann die Blutungen verstärken.

Bei Eisenmangel:
- **Tee:** Dagegen helfen Brennesseltee, Thymian und Löwenzahn.
- **Ernährung:** Auch Sesamkörner, Rosinen, Geflügel oder Fleisch (Leber) sind gut gegen Eisenmangel.
- **Vitamin A:** verbessert die Eisenaufnahme im Darm. Es ist zum Beispiel in Butter, Eiern, Milch, Rüebli und Leber vorhanden.

Wenn nötig können Sie auch Floradix Kräuterblut nehmen, ein Naturarzneimittel, das Sie in Drogerien und Apotheken erhalten.

Die Methoden der Schulmedizin

Die Massnahmen der Schulmediziner, um Zyklusbeschwerden zu lindern, sind schnell aufgezählt:

Die Schulmediziner verwenden dazu meist **Hormonpräparate:** Eine einmalige Gestagentherapie dient dazu, anhaltende starke Blutungen zu stoppen. Gestagen/Progesteron oder eine Kombination von Östrogen und Gestagen, und zwar zyklisch verabreicht, reguliert unregelmässige Blutungen.

Bei anhaltend starken Blutungen besteht auch die Möglichkeit, eine **Gestagenspirale** einzusetzen (Mirena). Diese gibt Gestagen ab, das direkt auf die Gebärmutter wirkt und die Blutungsstärke massiv reduziert. Die Krankenkasse übernimmt in diesem Fall die Kosten.

Die **Curettage** (siehe Seite 48) war früher die übliche Therapie, heute ist sie selten geworden. Ärzte greifen darauf zurück, wenn zum Beispiel Gestagene nicht verwendet werden dürfen oder wenn die Blutungen unter Hormoneinnahme auftreten.

Nur wenn gar nichts hilft, kommt die Gebärmutter raus
Eine weitere Möglichkeit ist die **Endometriumablation.** Dabei wird die gesamte Schleimhaut der Gebärmutter abgetragen oder verödet. Es gibt hier verschiedene Methoden: Elektroschlinge, Laserstrahlen, Ballontherapie.

Die Wirkung einer solchen Behandlung: Die Blutungen sind nur noch ganz schwach – oder hören ganz auf. Folge: Eine Schwangerschaft ist dann in der Regel nicht mehr möglich. Um sicherzugehen, sollten Sie aber trotzdem weiter verhüten.

Wenn gar nichts anderes hilft, bleibt als allerletzte Massnahme die **operative Entfernung** der Gebärmutter. Holen Sie eine Zweitmeinung ein, bevor Sie diesem Eingriff zustimmen.

Myome und Polypen: Gutartige Gewächse

Ein Myom ist eine gutartige Geschwulst in den Muskeln oder in der Gebärmutter. Es kann kirschen-, apfel- oder gar melonengross sein.

Myome sind östrogenabhängig. Sie bilden sich oft durch ein Östrogenübergewicht. Wenn Sie Myome haben, sollten Sie Östrogen immer zusammen mit Gestagen verwenden. Zudem sollte die Ärztin das Wachstum des Myoms regelmässig kontrollieren.

Symptome: Oft keine, vor allem wenn das Myom noch klein ist. Grössere Myome können eine starke oder lang anhaltende Blutung, Menstruationsschmerzen, eine Schmier- oder Dauerblutung verursachen. Manchmal drücken sie auch auf andere Organe und lösen so Blasenbeschwerden, Harndrang, Verstopfung und Kreuzschmerzen aus.

Polypen

Nur schmerzhafte Polypen behandeln lassen

Polypen sind gutartige Gewächse in der Gebärmutterschleimhaut, häufiger im Gebärmutterhals als in der -höhle. Manchmal hängen sie an einem Stiel.

Gebärmutterpolypen treten hauptsächlich während der Wechseljahre auf.

Symptome: Schmierblutungen, Zwischenblutungen, Blutungen nach der Menopause, Blutung nach dem Geschlechtsverkehr, wehenartige Schmerzen, Schmerzen im Unterleib.

Behandlung: Wenn Polypen keine Probleme machen, brauchen Sie diese nicht behandeln zu lassen. Bei starken Beschwerden gibt es folgende Möglichkeiten:

- Gut sichtbare, gestielte Polypen fasst die Ärztin mit einer Spezialzange und dreht sie ab.
- Ausschabung/Auskratzung (auch Curettage oder Abrasio; siehe Seite 48).
- Polypen am Gebärmutterhals (Zervix) auf breiter Basis verschweisst der Arzt bei örtlicher Betäubung mit Laser oder Strom.

Diagnose: Manchmal kann die Ärztin beim gynäkologischen Untersuch ein Myom ertasten. Sie kann es auch mit Ultraschall feststellen und damit Grösse und Lage beurteilen. Die Methode dient auch zur Verlaufskontrolle. In seltenen Fällen ist eine Bauchspiegelung nötig.

Behandlung ist selten nötig

Nach der Menopause bilden sich Myome – mit dem sinkenden Östrogenspiegel – meist zurück, es sei denn, Sie verwenden Östrogene. Da ein Myom nicht bösartig wird, braucht man es nur zu behandeln, wenn es starke Beschwerden zur Folge hat.

■ **Komplementärmedizin:** Um ein Myom zu behandeln, können Homöopathie oder chinesische Medizin hilfreich sein. Bei beiden Behandlungsmethoden gelingt es manchmal, das Wachstum des Myoms zu stoppen oder die Beschwerden zu vermindern.

■ **Schulmedizin:** Bei ihr steht eine hormonelle Behandlung – vor allem mit Gestagenen – im Vordergrund. Eine Operation ist selten nötig, allenfalls, wenn die Beschwerden sehr gravierend sind (starke Schmerzen, Blutungen) und sonst nichts hilft. Dabei operiert der Arzt einzelne Myomknoten heraus (Myom-Enukleation). Bei mehreren Myomen entfernt er die Gebärmutter (Hysterektomie). Holen Sie aber eine Zweitmeinung ein, bevor Sie sich die Gebärmutter entfernen lassen.

Osteoporose
So bleiben Ihre Knochen stark

Wenn im Alter die Knochen poröser werden, spricht man von «Osteoporose». Betroffen sind vor allem Frauen nach den Wechseljahren. Trotzdem weiss man heute: Östrogenpräparate sind das falsche Rezept zum Vorbeugen. Die beste Prävention ist eine gesunde Ernährung, genügend Kalzium und viel Bewegung.

Die Angst vor Osteoporose ist weit verbreitet. Die Pharmaindustrie nützt diese Angst aus und schürt sie weiter. Laut deutschen Schätzungen führt die Osteoporose bei etwa 30 Prozent der Frauen im Alter über 70 zu gebrochenen Wirbeln, bei den Männern sind etwa 15 Prozent betroffen.

Die so genannte Pomme-Studie des Instituts für Sozial- und Präventivmedizin Basel hat gezeigt: Viele Ärztinnen und Ärzte überschätzen die Osteoporose als Gesundheitsproblem. Osteoporose halten nämlich 45,2 der Befragten für ein wichtiges Gesundheitsproblem, Erkrankungen der Herzkranzgefässe dagegen nur 37,2 Prozent. Die Wirklichkeit sieht aber anders aus:

Bedeutend weniger Frauen müssen mit einem Schenkelhalsbruch rechnen als mit einer Erkrankung der Herzkranzgefässe. Und noch viel weniger Frauen sterben an einem Schenkelhalsbruch als an einer koronaren Herzkrankheit. Ausserdem: Herzinfarkte ereignen sich bei Frauen ab etwa 65 häufiger, Schenkelhalsbrüche treten dagegen erst bei etwa 70-Jährigen auf und werden bei Frauen ab 80 häufiger (siehe auch Kapitel «Gesund bleiben», Seite 81).

Vor allem Menschen aus Industrieländern sind von Osteoporose-Brüchen betroffen. Innerhalb dieser Länder ist die Krankheit im Norden stärker verbreitet als im Süden. Dies zeigt, dass Knochenbrüche nicht allein ein Hormonproblem sein können, wie es gerne dargestellt wird.

Osteoporose
Die Knochendichte ist enscheidend

Früher bezeichnete man poröse Knochen erst dann als Osteoporose, wenn es zu Knochenbrüchen kam. Heute ist die Definition weiter gefasst: Ist ein erhöhtes Risiko für Brüche vorhanden, sprechen die Ärzte bereits von Osteoporose.

Als Mass dient die Knochendichte, also der Kalkgehalt des Knochens (siehe Seite 56). Laut einer Expertengruppe der Weltgesundheits-Organisation (WHO) leidet eine Frau an Osteoporose, wenn die Knochendichte um ein bestimmtes Mass von der mittleren Knochendichte junger Frauen abweicht.

Das Risiko, dass die Knochen brechen, steigt zwar, wenn sie weniger dicht sind. Doch längst nicht jede Frau mit verminderter Knochendichte erleidet tatsächlich einen oder mehrere Knochenbrüche (siehe auch Seite 58 ff.).

Unsere Knochen sind ständig im Umbau

Der Knochen besteht aussen aus einer dicht gepackten Schicht, der *Kompakta*. Im Inneren befindet sich eine schwammartige Schicht, die *Spongiosa*. Ein Geflecht von feinen Knochenbälkchen ist gerüstartig aufgebaut. Vor allem in langen Knochen sind sie entsprechend dem Druck und Zug, der auf den Knochen einwirkt, angeordnet. Zwischen dem Bälkchengerüst und im Innern des Schafts von Röhrenknochen liegt das Knochenmark. Im Knochen sind Kalksalze eingelagert, die für seine Härte verantwortlich sind.

Der Knochen baut sich ständig um. Die so genannten *Osteoblasten* bauen Knochenmaterial auf, die *Osteoklasten* bauen es ab. So passt sich der Knochen Belastung und Muskelaktivität an.

Hormone und Vitamine steuern den Umbau der Knochen

Den Knochenumbau steuern hauptsächlich Hormone – vor allem jene, die den Kalziumstoffwechsel regeln. Denn in erster Linie sorgt der Körper dafür, dass der Kalziumspiegel im Blut stimmt (siehe Kasten rechts).

■ Das Nebenschilddrüsenhormon **Parathormon** überwacht die Kalziumkonzentration im Blut, reguliert den Kalzium- und Phosphatstoffwechsel des Knochens und das Aktivieren von Vitamin D in der Niere. Es ist Taktgeber für den tageszeitlichen Rhythmus von Knochenbildung und -abbau.

■ Das Schilddrüsenhormon **Kalzitonin** hemmt die Osteoklasten, verlangsamt also den Abbau des Knochenmaterials.

■ Das Geschlechtshormon **Östrogen** hat ebenfalls einen Einfluss auf den Knochenstoffwechsel. Studien haben gezeigt, dass der Knochenabbau unter Östrogeneinnahme langsamer vor sich geht.

Stoffwechsel

Darum ist Kalzium wichtig

Die Knochen sind ein wichtiges Kalzium-Reservoir für den Körper. Kalzium wird in allen Zellen gebraucht. Es ist unentbehrlich für zahlreiche Körperfunktionen.

Wenn der Kalziumspiegel im Blut zu tief ist, wird der Kalziumvorrat in den Knochen angezapft. Während kurzer Zeit ist dies kein Problem; der Knochen wird später wieder aufgebaut. Wenn Sie aber über längere Zeit zu wenig Kalzium aufnehmen, wird der Knochen systematisch entkalkt, ohne dass Sie rechtzeitig etwas davon merken. Deshalb ist es wichtig, sich kalziumreich zu ernähren (mehr dazu siehe Seite 62 f.).

■ Eine neuere Studie weist darauf hin, dass das Hirn das Knochenwachstum durch das Hormon **Leptin** steuert. Von Leptin war bis anhin nur bekannt, dass es im Fettstoffwechsel eine Rolle spielt.

Auch Licht ist wichtig, da es einen Einfluss auf den Tag-Nacht-Rhythmus der Zirbeldrüse und damit auf den Hormonhaushalt hat.

Weitere Steuergrössen im Kalziumstoffwechsel sind Vitamine – in erster Linie Vitamin D. Es sorgt für eine optimale Kalziumaufnahme aus dem Dünndarm (siehe auch Seite 63).

Knochendichte: Ab 50 nimmt die Substanz ab

Bis zu einem Alter zwischen 30 und 35 Jahren baut der Knochen mehr Substanz auf als ab, die Knochenmasse ist dann am dichtesten. Fachleute sprechen von Spitzenmasse (= Peak Bone Mass).

Eine Zeitlang halten sich Auf- und Abbau der Knochensubstanz in etwa die Waage. Bis eine Frau 50 Jahre alt ist, ist der Verlust in der Regel nur gering. Danach überwiegt der Abbau.

Knochenabbau

Ältere Frauen am stärksten betroffen

Die meisten Frauen – nicht alle – verlieren um die Zeit der Wechseljahre mehr Knochensubstanz als Männer im selben Alter. Dies gilt auch für Frauen, die (künstlich oder natürlich) verfrüht in die Menopause eintreten. Der beschleunigte Abbau hält durchschnittlich etwa zehn Jahre an. Eine zweite Phase mit intensiverem Knochenabbau tritt oft ein, wenn die Frau um die 70 ist.

Pro Jahr geht normalerweise etwa 1 Prozent Knochenmasse verloren. Mit 83 Jahren ist die Knochensubstanz bei Männern wie Frauen um 30 bis 50 Prozent geringer als die Spitzenmasse.

Dass die Knochensubstanz im Alter abnimmt, ist also normal. Wann und wie schnell der kritische Punkt erreicht ist, hängt von zwei Faktoren ab:
■ Von der Spitzenmasse: Je mehr Knochenmasse mit 35 Jahren vorhanden war, umso länger dauert es, bis gefährlich viel abgebaut ist.
■ Wie schnell der Abbau vor sich geht.

Knochendichte messen: Sinnvoll bei erhöhtem Risiko

Die Knochendichte lässt sich mit verschiedenen Methoden messen (siehe Kasten rechts). Am besten lassen Sie einen solchen Test bei erfahrenen Spezialisten machen.

Die Messung der Knochendichte ist nur bei Personen mit erhöhtem Risiko sinnvoll. Ob Sie dazugehören, können Sie anhand der Liste im Kasten auf Seite 61 feststellen.

Wie brüchig Ihre Knochen sind, hängt nicht allein von deren Dichte ab. Die Werte, die Sie beim Messen erhalten, geben keine Auskunft darüber, ob die Knochen später tatsächlich brechen oder nicht. Sie können lediglich aussagen, ob das Risiko dafür erhöht ist. Auch sagt ein einziger Test nichts über den Verlauf des Knochenabbaus aus. Die Resultate

Fortsetzung auf Seite 58

Fünf Diagnose-Methoden und was sie bringen

Röntgen

Das Röntgenbild zeigt erst ein Resultat, wenn bereits mindestens 30 Prozent Knochenmasse abgebaut ist oder wenn der Knochen gebrochen oder Wirbel eingefallen sind. Deshalb ist es ungeeignet, um früh festzustellen, ob die Knochendichte abgenommen hat.

Osteodensitometrie DXA oder DEXA (Dual Energy X-Ray Absorptiometry)

Dadurch können Spezialisten die Knochendichte am genausten bestimmen. Die Messresultate zeigen, wie stark die Knochendichte von der mittleren Spitzenmasse gesunder Frauen abweicht. Sie sagen aber nichts über die Biegsamkeit und die Architektur der Knochen aus. Wie zuverlässig Feststellungen über ein Bruchrisiko sind, ist umstritten. Momentan steht die DEXA an erster Stelle bei den Dichtetests zur Vorsorgeuntersuchung und Verlaufskontrolle. Das könnte sich aber in naher Zukunft ändern.

Man misst die Knochendichte am besten an zwei Orten (zum Beispiel: Lendenwirbelsäule und oberes Ende des Oberschenkelknochens).

Wichtig: Vergleichbare Resultate erhalten Sie nur, wenn Sie dieselben Knochen am gleichen Gerät und am besten auch von der gleichen Person untersuchen lassen.

Vorteil: Die Strahlenbelastung ist geringer als beim normalen Röntgen.

Quantitative Computer-Tomographie (QCT)

Bestimmt die Dichte eines bestimmten Querschnitts. Man misst damit die Knochendichte der Wirbelsäule oder aber stellt mit kleinen Geräten beispielsweise am Finger oder Handgelenk oder an der Speiche (Radius) die Knochendichte fest. Von den Resultaten an Speiche, Handgelenk oder Finger kann man jedoch nicht einfach auf den Zustand des Oberschenkels und der Wirbelkörper schliessen. Spongiosa und Kompakta sind mit QCT unterscheidbar.

Nachteile: Das Verfahren ist teuer. Die Strahlenbelastung ist etwas höher als bei Osteodensitometrie. Für einen Vergleich muss der Arzt beim zweiten Messen genau dieselbe Schnittebene finden.

Ultraschall (Sonometrie, Quantitative Ultraschalluntersuchung QUS)

Bei diesem Verfahren werden Ultraschallwellen durch den Körper geschickt. Die Geschwindigkeit, mit der sie den Körper durchdringen, sagt etwas aus über den Zustand des Knochengewebes. Die Methode ist noch nicht genügend erforscht, um zu wissen, wie zuverlässig die Aussagen sind.

Vorteil: Keine Strahlenbelastung.

Urintest

Er ersetzt die Dichtemessung nicht. Allenfalls kann man ihn zusätzlich anordnen, um weitere Informationen zu erhalten.

Fortsetzung von Seite 56

gelten nur für den gemessenen Knochen und können nicht einfach auf andere Knochen übertragen werden. Da Wirbelsäule und Oberschenkelhals am meisten gefährdet sind, sollten Sie die Dichte auch dort messen lassen. Um zu wissen, wie schnell die Knochenmasse abnimmt, ist nach einiger Zeit eine zweite Messung nötig.

Frauen mit erhöhtem Risiko können nach der Menopause einen Dichtetest machen lassen und diesen bei vermuteten grösseren persönlichen Risiken nach zwei Jahren wiederholen. Andernfalls genügt es, mit etwa 60 Jahren ein zweites Mal zu messen. Der Vergleich der beiden Messresultate zeigt, wie schnell die Knochendichte abnimmt.

Der Verlust von einem Prozent Knochenmasse innerhalb eines Jahres ist normal. Die meisten Fachleute empfehlen Medikamente, wenn die Abbaurate 3,5 Prozent übersteigt. Zusätzlich angesagt sind dann möglichst viel Bewegung und Muskeltraining (siehe auch Seite 61 f.).

Wer zahlt?

Keine Pflichtleistung

Das Messen der Knochendichte zur Vorsorge gehört nicht zu den Pflichtleistungen der Krankenkassen. Diese zahlen Dichtetests erst, wenn bereits ein Knochen gebrochen ist. Ausnahme: Patienten mit langer Kortison-Therapie.

Knochenbrüche lassen sich vermeiden

Sind die Knochen durch starken Abbau von Knochenmasse porös geworden, brechen sie leichter. Die Brüchigkeit hängt aber nicht allein von der Knochendichte ab. Das zeigt schon die Tatsache, dass asiatische Frauen im Alter trotz geringer Knochendichte weniger von Oberschenkelhalsbrüchen betroffen sind als Europäerinnen und Amerikanerinnen. Wie widerstandsfähig der Knochen ist, hängt von seiner Härte, seiner Elastizität und der Bälkchenkonstruktion ab (siehe auch Seite 55).

Die häufigsten Folgen von porösen Knochen sind deformierte und eingebrochene Wirbelkörper sowie ein Bruch des Oberschenkelhalses und/oder der Handknochen.

■ Wirbeleinbrüche

Wirbeleinbrüche verkürzen die Wirbelsäule. Die Körpergrösse nimmt ab. Horizontale Hautfalten können die Folge sein. Wenn Sie mehr als zwei Zentimeter kürzer sind als vor ein paar Jahren, sollten Sie sich ärztlich untersuchen lassen.

Wenn die Wirbelkörper im Bereich der Brustwirbelsäule einbrechen, kommt es infolge der ungleichen Druckverteilung zu keilförmigen Einbrüchen und einem Rundrücken, dem so genannten «Witwenbuckel».

Ein Buckel entsteht aber erst, wenn drei bis vier Brustwirbel einbrechen. Passiert das nur bei einem oder zwei Wirbeln, ist nichts zu sehen. Auch die Lendenwirbel können einbrechen. Dies kann zu einem hervorstehenden Bauch führen. Frische Wirbelkörperbrüche können stark schmerzen. Oft reisst nämlich dabei die äusserst schmerzempfindliche Knochenhaut ein, oder sie wird durch Blutergüsse gedehnt.

Das Zusammenfallen der Wirbelkörper verändert die Statik. Das führt oft zu überlasteten Muskeln, Bändern und Sehnen und somit zu chronischen Schmerzen. Auch die kleinen Wirbelgelenke können sich verschieben und Schmerzen auslösen.

■ Oberschenkelhalsbrüche

Beim Oberschenkelknochen ist der Schenkelhals (die Stelle am Übergang vom Gelenkkopf zum Schaft) relativ anfällig für Brüche, weil sie dünn ist. Auch wird diese Stelle beim Stehen und Gehen ungünstig belastet.

Tipps

So schützen Sie Ihre Knochen vor schmerzhaften Brüchen

Ob Sie einen Knochen brechen, hängt nicht nur vom Zustand des Knochens ab. Fast immer ist ein Sturz oder eine Fehlbelastung die Ursache. Besonders «zerbrechlich» sind Wirbelkörper und Hüftknochen. Mit einigen Massnahmen können Sie das Risiko für Knochenbrüche verringern.

Knochen stärken:
■ Sich viel bewegen.
■ Sich gesund ernähren.
■ Im Alter bei Bedarf Medikamente. Oft helfen Kalzium- und Vitamin-D-Kombinationen, zum Beisbiel Calperos D3 oder Calcimagon (siehe auch Seite 66).

Fehlbelastungen vermeiden:
■ Lernen Sie, sich so zu bewegen, zu stehen, zu sitzen, zu arbeiten, dass Sie die Knochen nicht falsch und einseitig belasten. Physiotherapie oder Rückenschule können Ihnen dabei helfen.
■ Stärken Sie die Muskeln, um brüchige Knochen nicht falsch oder übermässig zu belasten.

Stürze verhindern:
■ Gangsicherheit, Balance, Beweglichkeit fördern: Muskeln stärken, Gleichgewichts- und Koordinationstraining, Stretching.
■ Wohnung entsprechend einrichten:
  – rutschsichere Teppiche
  – Gummimatte für Dusche und Badewanne, Haltegriffe
  – Stolperfallen vermeiden
  – gutes Licht.
■ Flache Schuhe mit rutschfesten Sohlen.
■ Wenn nötig, gut angepasste Brille. (Wer die Hindernisse sieht, stürzt weniger.)
■ Wenn nötig, Gehhilfen benutzen.
■ Vorsicht mit Beruhigungs- und Schlafmitteln (können Reaktion verlangsamen).

Knochen schützen:
Falls Sie trotzdem einmal stürzen, sollten Sie möglichst weich landen. Dabei helfen:
■ Spezielle Unterhosen mit gepolsterten Plastikschalen, die den gefährdeten Hüftknochen schützen.
■ Teppiche in der Wohnung.

Brüche heilen bei alten Menschen schlechter. Betroffene sind deshalb oft für längere Zeit in ihrer Beweglichkeit eingeschränkt oder gar bettlägerig. Dies wiederum schwächt die Knochen und Muskeln, sodass die Gefahr von Knochenbrüchen weiter steigt. Das Liegen erhöht auch die Embolie- und Thrombosegefahr.

Therapie bei Knochenbrüchen
Wenn Knochen brechen, müssen Sie zum Arzt. Er ordnet die nötige Therapie an. Dabei geht es erst einmal darum, den Bruch zu heilen. Armbrüche heilen auch bei älteren Menschen relativ schnell. Doch bei einem Oberschenkelhalsbruch bedeutet dies Bettruhe für eine längere Zeit.

Bei Wirbeleinbrüchen ist eine lange Bettruhe nicht angezeigt. In Fällen, wo Liegen nötig ist, sollen entsprechende Medikamente die Schmerzen lindern, sodass die Patientin nach wenigen Tagen wieder aufstehen kann.

In beiden Fällen sollten die Glieder so bald als möglich bewegt und die Muskulatur gekräftigt werden.

Prävention

Eine Hormon-Prophylaxe schadet mehr, als sie nützt

Die Pharmafirmen haben enorm viel Geld ausgegeben für Werbung und Marketing, um Östrogene gegen Osteoporose zu verkaufen. So konnte der Eindruck entstehen, Östrogene seien das einzige Mittel, um vorzubeugen. Das ist jedoch falsch.

Die weltweit einzige grosse Langzeitstudie des amerikanischen National Institutes of Health, an der 16 000 Frauen beteiligt waren, hat gezeigt, dass Östrogene nur wenig Knochenbrüche verhindern können: 100 000 Frauen müssen fünf Jahre lang Östrogene einnehmen, damit jährlich 50 Frauen von einem Oberschenkelhalsbruch verschont bleiben. Und dies erst noch zu einem unakzeptablen Preis:

Von den 100 000 Frauen erkranken wegen der Östrogen-Gestagen-Präparate jedes Jahr 80 Frauen mehr an einer Lungenembolie, 80 mehr an Brustkrebs, 80 mehr an einem Schlaganfall und 70 mehr an einer koronaren Herzkrankheit.

Weil also Östrogen-Gestagen-Präparate insgesamt mehr Schaden als Nutzen anrichten, ist die amerikanische Langzeitstudie vorzeitig abgebrochen worden. Eine längere Einnahme hätte noch mehr Schaden angerichtet (siehe auch Seite 22).

Es gibt keine Langzeitstudien, die belegen, dass Östrogene allein, die nur für Frauen ohne Gebärmutter in Frage kommen, oder andersartige Östrogen-Gestagen-Präparate weniger Schaden anrichten. So erhöhen Östrogene allein das Risiko für Krebserkrankungen der Eierstöcke, wie die Zeitschrift der amerikanischen Ärztegesellschaft 2002 berichtete.

Östrogene zum Vorbeugen gegen Osteoporose haben noch einen andern Nachteil: Um den Knochenabbau zu bremsen, muss man sie bis ins hohe Alter einnehmen. Setzen Frauen die Hormone ab, beschleunigt sich der Knochenabbau nämlich wieder so, als ob die Hormone nie eingenommen worden wären.

Bewegung: Das beste Mittel zum Vorbeugen

Um Osteoporose vorzubeugen, gibt es andere, zum Teil wirksamere Massnahmen als Östrogen (siehe Kasten linke Seite). Die beste Prophylaxe ist viel Bewegung und eine gesunde Ernährung mit viel Kalzium, Magnesium und Vitamin D. Ausserdem gibt es einige Risikofaktoren, die Sie ausschalten können – insbesondere das Rauchen (siehe Kasten rechts).

Krafttraining stärkt die Knochen und die Muskulatur

Je mehr Sie die Knochen belasten, umso stärker werden diese. Wer sich in jungen Jahren regelmässig bewegt, kann eine bedeutend grössere Spitzenmasse aufbauen. Wichtig zu wissen: Die Knochendichte können Sie in jedem Alter erhöhen, indem Sie sich viel bewegen – auch während und nach den Wechseljahren.

Als sehr wirksam erwiesen hat sich ein moderates Krafttraining. Zum einen werden dabei sämtliche Knochen belastet, zum andern die Muskulatur gekräftigt. Eine Untersuchung in Amerika ergab, dass sich selbst bei 86- bis 96-Jährigen nach einem Jahr regelmässigem Krafttraining die Knochendichte verbessert hatte.

Aber: Jedes Training nützt nur, wenn Sie es regelmässig betreiben. Sobald Sie einige Wochen damit aufhören, bilden sich die Knochenmasse und die Muskulatur wieder zurück. Nehmen Sie sich deshalb täglich etwa 30 Mi-

Risikofaktoren

Was zu Osteoporose beiträgt

■ **Bewegungsmangel**
Regelmässige körperliche Bewegung ist das wirksamste Mittel gegen Knochenbrüche.

■ **Kalziummangel**
– durch eine kalziumarme Ernährung, eine Schlankheitsdiät
– weil der Körper das zugeführte Kalzium nicht richtig verwerten kann, zum Beispiel aufgrund einer Krankheit, Vitamin-D-Mangels oder durch zu phosphatreiche Ernährung
– weil der Körper zu viel Kalzium ausscheidet.

■ **Dauer der fruchtbaren Phase weniger als 30 bis 35 Jahre**
Später Eintritt der ersten Menstruation, Aussetzen der Monatsblutung, zum Beispiel bei Magersucht oder übermässigem Sport/Spitzensport, Menopause vor 45 ohne Hormonersatz.

■ **Familiäre Belastung durch Osteoporose**
Wer einen Eltern- oder Grosselternteil mit Osteoporose hat, ist stärker gefährdet.

■ **Medikamente**
Über längere Zeit Corticoid-Medikamente (Kortison) einzunehmen erhöht das Risiko beträchtlich (zum Beispiel Rheumapatientinnen und Personen, die mit einem transplantierten Organ leben).
Problematisch sind auch lange Kuren mit Antibiotika und/oder Abführmitteln.

■ **Genussmittel**
Übermässiges Rauchen, übermässiger Konsum von Alkohol, Kaffee oder Cola-Getränken.

■ **Zartgliedriger, hellhäutiger Typ**

■ **Vorangegangene Frakturen**
Vor allem in den ersten drei Jahren nach der Menopause.

■ **Krankheiten**
Nierenerkrankung, Rheuma, Diabetes, Darmkrankheiten, Fehlfunktion der Schilddrüsen.

nuten Zeit fürs Training. Bereits ein bis zwei Kilometer täglich zu Fuss gehen stärkt die Knochen. Bewegen Sie sich im Alltag so viel wie möglich: Gehen Sie zu Fuss zur Arbeit, benutzen Sie Treppen statt den Lift, oder machen Sie Gartenarbeit. (Weitere Anregungen und Tipps finden Sie im Puls-Tipp-Ratgeber «Fit im Alltag».)

Auch Beweglichkeit trainieren

Vorteilhaft ist, wenn Sie darüber hinaus etwas Sport treiben. Das kann ein leichtes Krafttraining sein oder auch eine andere Sportart, bei der möglichst die Knochen des ganzen Körpers belastet werden. Durch Gymnastik sollten Sie zusätzlich Ihre Beweglichkeit trainieren und das Zusammenspiel der Muskelgruppen sowie Ihr Gleichgewicht schulen. Dies hilft Stürze vermeiden (siehe Kasten Seite 59).

Ob Tai Chi, Krafttraining oder Vita Parcours: Wichtig ist, dass Ihnen die Bewegung Spass macht. Experimentieren Sie, bis Sie «Ihren» Sport gefunden haben.

Spröde Knochen

Nicht jeder Sport ist gut

Wer bereits spröde Knochen hat, sollte vorsichtig sein mit Sport. Die Knochen dürfen nicht überlastet werden. Bei einem Beweglichkeitstraining der Wirbelsäule können spröde Wirbel vermehrt brechen. Lassen Sie sich von Ihrer Ärztin oder Physiotherapeutin beraten, und besuchen Sie ein spezielles Osteoporosetraining.

Die richtige Ernährung für starke Knochen

Eine kalziumreiche Ernährung sorgt einerseits dafür, dass den Osteoblasten das nötige Kalzium zur Verfügung steht, um dieses in den Knochen einzubauen. Anderseits verhindert sie, dass den Knochen Kalzium entzogen wird (siehe Kasten Seite 55). Nötig sind ausserdem Vitamin D, Magnesium und weitere Vitamine, Mineralstoffe und Spurenelemente.

Wer schon in jungen Jahren bei der Ernährung auf diese Stoffe achtet, schafft sich damit einen grossen Vorteil: Die maximale Knochenmasse ist grösser, wenn im Alter der Abbau beginnt.

So kommen Sie zu Kalzium

Essen Sie deshalb – in jedem Alter – viel Gemüse, Früchte, Hülsenfrüchte, Vollkornprodukte, magere Milchprodukte und wenig tierisches Eiweiss. Dazu trinken Sie kalziumreiches (Mineral-)Wasser, vorzugsweise ohne Kohlensäure (siehe Tabelle Seite 64). Auch Kräuter wie Majoran, Thymian und Petersilie enthalten viel Kalzium. Aber Achtung: Kalzium ist wasserlöslich, bereiten Sie Gemüse schonend zu, und lassen Sie das Grünzeug nicht zu lange im Wasser liegen. Günstig ist auch Soja: Es enthält viel Kalzium und hat zudem eine östrogene Wirkung (siehe Kapitel «Wallungen», Seite 39).

Ob Ihr Körper über genügend Kalzium verfügt, hängt von verschiedenen Faktoren ab. Einige begünstigen die Kalziumaufnahme, andere wiederum hemmen sie oder tragen dazu bei, dass der Körper viel Kalzium verliert.

Das fördert die Kalzium-aufnahme und den Einbau von Kalzium in den Knochen:

■ Bewegung.
■ Vitamin D oder Sonnenlicht. (Der Körper kann durch Sonnen-licht Vitamin D bilden).
■ Gut eingestellter Säuren-Basen-Haushalt: Eine übersäuernde Er-nährung, etwa durch zu viel Ei-weiss, erfordert eine basische Puf-ferung durch Mineralien wie Kalium und Kalzium. Essen Sie wenig tie-risches Eiweiss, und sorgen Sie dafür, dass Ihre Nahrung genug Basen bildende Produkte – wie Ge-müse und Früchte – enthält.

Das verschlechtert die Kalziumaufnahme:

■ Vitamin-D-Mangel.
■ Viel Phosphat: zum Beispiel in Cola und anderen Soft-Drinks, Süssigkeiten, Geräuchtem, Wurst-waren, Schmelzkäse, vielen Fer-tigprodukten. Achten Sie auf die

Kalziumversorgung

Bekommt Ihr Körper genügend Kalzium?

Wie viel Kalzium der Körper täglich braucht, hängt unter anderem vom Alter ab. Nachstehend eine Zusammenstellung:

Jugendliche	1200 mg/Tag
Erwachsene	1000 mg/Tag
Schwangere und Stillende	1300 mg/Tag
Nach der Menopause	1500 mg/Tag
Senioren und Seniorinnen	1500 mg/Tag

Achtung: Bei über 2000 mg Kalzium pro Tag besteht die Gefahr, dass sich Nierensteine bilden.

So viel Kalzium ist in folgenden Lebensmitteln enthalten:

Produkt	Portion à	Kalziumgehalt
Hartkäse *	30 g	360 mg
Milch	2,5 dl	300 mg
Kefir	1 Becher 180 g	270 mg
Magermilch-Joghurt	1 Becher 180 g	260 mg
Haselnüsse	100 g	250 mg
Vollmilch-Joghurt	1 Becher 180 g	210 mg
Tofu	150 g	205 mg
Dörrfrüchte, z.B. Feigen	150 g	195 mg
Halbhartkäse *	30 g	180 mg
Gemüse *	200 g	180 mg
Salat *	150 g	120 mg
Weichkäse *	30 g	90 mg

* Mittelwert   Quelle: Roche

Mineralwasser

Auch im «Hahnenburger» hats viel Kalzium

Ärzte empfehlen, täglich mindestens 1,5 Liter Flüssigkeit zu trinken. Wenn Sie Ihren Durst mit Mineralwasser löschen, sollten Sie auf einen hohen Kalziumgehalt achten. Bevorzugen Sie Mineralwasser ohne Kohlensäure, denn diese fördert den Kalziumverlust über die Niere.

Produkt	Kalzium (mg/l)
Eptinger	555
Adelbodner	520
Contrex	486
Valser	436
Aproz	360
Aquella	310
Passugger	211
Rhäzünser	210
San Pellegrino	208
Swiss Alpina	154
Perrier	147
M-Budget	122
Cristalp	122
Henniez	115
Sancarlo Spinone	101
Vittel	91
Vichy	90
Evian	78
Roccetta	59
Fonte Guizza	46
Arkina	37
Ulmeta	34
Original Zurzacher	15

Tipp: Statt Mineralwasser können Sie auch «Hahnenburger» trinken. Hartes Leitungswasser enthält etwa 300 mg Kalzium pro Liter

Quelle: K-Tipp

folgenden Zusatzstoffe, die Phosphat enthalten: E338, E339, E340, E341, E350.
■ Viel Oxalat: in Rhabarber, Spinat, Randen, Kakao.
■ Phytat: in Kleie-Tabletten, Getreide (beim Backen wird aber ausser beim Hafer die Verbindung mit Kalzium gespalten), Fasern.
■ Lactosemangel.

Das erhöht den Kalziumverlust über die Niere:
■ Hoher Eiweisskonsum (ideal sind 40 bis 50 g pro Tag).
■ Viel Kochsalz: Mit Salz wird auch Kalzium ausgeschieden. Konsumieren Sie maximal 5 g pro Tag. Ab 5 g gilt: Je mehr Salz, desto mehr Kalzium geht verloren.
■ Viel Alkohol, viel Koffein.
■ Übersäuerung.
■ Kohlensäurehaltige Getränke.

Ebenfalls wichtig: Vitamin D

Entscheidend ist nicht nur, wie viel Kalzium Sie zu sich nehmen, sondern auch wie viel davon der Körper aufnehmen kann. Vor allem Vitamin D verbessert die Aufnahme von Kalzium aus dem Dünndarm.

Unter dem Einfluss der Sonne bildet die Haut aus einer Vorstufe Vitamin D. Bewegen Sie sich deshalb viel im Freien. Täglich etwa 15 Minuten Sonnenstrahlen auf der Haut genügen, um die nötige Menge Vitamin D zu produzieren.

Im Alter nimmt die Fähigkeit zur Eigenproduktion allerdings ab. Sie sollten sich also länger draussen aufhalten. Auch über die Nahrung können Sie Vitamin D aufnehmen (siehe Tabelle rechts).

Osteoporose vorbeugen mit natürlichen Mitteln

Um Osteoporose vorzubeugen, bietet die Komplementärmedizin mittlerweile gute Alternativen zur klassischen Medizin. Teilweise kommen sie auch bei leicht verminderter Knochendichte in Frage. Vorausgesetzt, Sie vermeiden Risikofaktoren, ernähren sich gesund und bewegen sich viel (siehe Seite 61 ff.)

In der Naturheilkunde kennt man verschiedene Massnahmen, um der Osteoporose vorzubeugen oder sie zu behandeln. Zum Beispiel Phytotherapie, Wasseranwendungen, Bewegungstherapie, Entschlackungstherapien, Homöopathie, Schüssler Salze. Lassen Sie sich von einer ausgebildeten Naturheilärztin beraten, sie wird Ihnen zu einer auf Sie abgestimmten Therapie raten.

Eine Alternative zur Schulmedizin bietet auch die traditionelle chinesische Medizin (TCM). Mittlerweile gibt es in der Schweiz spezielle TCM-Zentren.

Pflanzenheilkunde:
Mit Kräutertee vorbeugen

Verschiedene Heilkräuter sind günstig, um Osteoporose vorzubeugen – vor allem solche, die viele Mineralstoffe enthalten. Ausserdem: Bitter-Tees verbessern die Mineralienaufnahme.

■ **Tee-Kräuter:** Aus zahlreichen Kräutern können Sie Tee zubereiten, zum Beispiel Ackerschachtelhalm, Brennnessel, Beinwell, Löwenzahnwurzel, Klettenwurzel, Haferstroh (Avena sativa). Es können jeweils drei Pflanzen zu gleichen Teilen gemischt werden. Um den Tee auf Ihre Kondition abzustimmen, lassen Sie sich am besten von einer Fachperson beraten.

■ **Dosierung:** 1 gehäufter Teelöffel pro Tasse 20 Min. zugedeckt ziehen lassen. 3-mal täglich eine Tasse trinken, dies während 4 bis 5 Wochen.

Nach einer Pause von 1 bis 2 Wochen trinken Sie den Tee weiter in andern Kombinationen.

Eine vorbeugende Wirkung haben auch Seetang und Alfalfa (Luzerne, Medicago sativa) oder Pernaton zum Einreiben oder für Bäder. Heilkräuter erhalten Sie in spezialisierten Apotheken und Drogerien.

Wichtige Vitamine

Nahrungsmittel mit viel Vitamin D

Die empfohlene Tagesdosis an Vitamin D beträgt 400 IE = Internationale Einheiten. (Alle Angaben pro 100 g):

Sardinen-Konserven	1500 IE
Fisch (bevorzugen Sie fetten Fisch wie Lachs, Thunfisch und Hering)	100–500 IE
Butter	40–100 IE
Käse	5–30 IE
Rindssteak	13 IE

Lebertran enthält sehr viel Vitamin D und eignet sich deshalb als Nahrungsergänzung.

Thunfisch-Leberöl	400 000 IE
Heilbutt-Leberöl	140 000 IE
Kabeljau-Leberöl	10 000 IE

Quelle: Paolo M. Suter, Checkliste Ernährung, Thieme-Verlag

Tipp

Nicht im Alleingang

Wenn Sie eine komplementärmedizinische Therapiemethode ausprobieren möchten, wenden Sie sich am besten an einen entsprechenden Spezialisten. (Info- und Kontaktadressen finden Sie im Anhang auf Seite 118 f.)

Unternehmen Sie nichts auf eigene Faust. Besprechen Sie die gewählte Therapie auf jeden Fall mit Ihrer Ärztin. Sie kann den Erfolg allenfalls mit Dichtetests kontrollieren (siehe Seite 57 ff.).

Natürliche Mineralstoffe zum Einnehmen

■ **Schüssler Salze:** Die Biochemie nach Dr. Schüssler versucht verschiedene Krankheiten mit Mineralstoffen in homöopathischen Dosen niedriger Potenz zu heilen: Diese Mittel sind als «Schüssler Salze» bekannt. Sie werden auch zur Vorbeugung oder bei Osteoporose eingesetzt.

Falls Sie eine Therapie damit ausprobieren wollen, gehen Sie am besten zu einer erfahrenen Naturheilkundlerin oder zu einer Ärztin, die auf diesem Gebiet geschult ist (siehe auch Kasten oben).

■ **Aufbaukalk:** Von Weleda gibt es die Aufbaukalk-Tabletten 1 und 2. Das anthroposophische Heilmittel besteht aus mineralischen, pflanzlichen und tierischen Komponenten. Es ist nicht zur Dauerbehandlung geeignet (Packungszettel beachten!).

Osteoporose-Therapie mit Medikamenten

Zur Behandlung von Osteoporose setzen Ärzte auch Medikamente ein. Sie verhindern entweder den Knochenabbau oder verbessern den Knochenaufbau.

Im Folgenden die wichtigsten Medikamente bei Osteoporose:

■ **Bisphosphonate**

Sie lagern sich an der Knochenoberfläche an, hemmen die Osteoklasten (siehe Seite 55). Dadurch nimmt die Knochendichte zu. Die Dosis darf nicht zu hoch sein, sonst werden sämtliche Umbauvorgänge im Knochen gehemmt.

In der Schweiz sind Bisphosphonate seit Mitte der Neunzigerjahre zugelassen. Die gängigsten:
■ Actonel
■ Aredia
■ Didranel
■ Fosamax
■ Ostac
■ Skelid

Wirksamkeit: Ein günstiger Effekt auf Knochendichte und künftige Brüche ist nachgewiesen – dies bei Frauen mit niedriger Knochendichte und vorausgegangenem Knochenbruch. Bei Frauen, die noch keine Brüche hatten, ist ungewiss, ob das Medikament diese verhindern kann.

Therapiedauer: Sehr individuell – in der Regel fünf Jahre.

Nebenwirkungen: Kann je nach Präparat Magen-Darm-Störungen hervorrufen und die Speiseröhre schädigen.

Kalzitonin

Dieses Hormon ist am Knochenstoffwechsel beteiligt (siehe Seite 55). Es hemmt die Osteoklasten und damit den Knochenabbau. Zusätzlich wirkt das Medikament nach einigen Tagen bis zwei Wochen oft schmerzlindernd. Deshalb setzen es die Ärzte häufig nach Knochenbrüchen ein.

Kalzitonin wird in der Schweiz als Nasenspray und Injektion angewendet unter dem Medikamentennamen
- Miacalcic.

Wirksamkeit: Bei kurzzeitiger Anwendung sinkt das Kalzium, bei längerer Anwendung nimmt die Knochendichte zu.
Therapie: Zusammen mit Kalzium und Vitamin D einnehmen. Ziemlich teuer.
Nebenwirkungen: Wenn Kalzitonin (Miacalcic) gespritzt wird, können Übelkeit, Erbrechen, manchmal auch Schwindel, Wärmegefühl im Kopf und gerötetes Gesicht die Folgen sein.

Als Nasenspray ist Kalzitonin (Miacalcic) in der Regel besser verträglich. Manchmal reizt es die Nasenschleimhaut. Wirkt zeitlich begrenzt.

Raloxifen

Das Hormon bremst wie Östrogen den Knochenabbau. Im Gegensatz zu Östrogen hat das Medikament aber keinen negativen Einfluss auf die Gebärmutterschleimhaut und fördert Brustkrebs nicht. Nachteil: Es existieren noch keine Langzeitstudien.

Das Medikament ist zugelassen für Prävention und Therapie von Osteoporosen nach der Menopause. In der Schweiz gibt es Raloxifen als Filmtabletten unter dem Namen
- Evista.

Wirksamkeit: Raloxifen (Evista) wirkt erfolgreich, wenn bereits Wirbelkörperbrüche bestehen: Es vermindert die Zahl neuer Wirbelkörperbrüche. Dass man Brüche an den Extremitäten verhindern kann, ist nicht erwiesen.
Nebenwirkungen: Höheres Risiko für Venen-Thrombosen und Lungen-Embolien.

Häufig kommt es zu Wallungen und Wechseljahrsymptomen. Raloxifen (Evista) ist also ungünstig, wenn Sie bereits unter klimakterischen Beschwerden leiden.

Statine

Sind eigentlich Medikamente zur Senkung der Blutfettwerte (HMG-CoA-Reduktase-Hemmer). Möglicherweise können sie das Risiko von Knochenbrüchen bei Frauen nach der Menopause senken. In der Schweiz zugelassen sind:
- Sortis (Atorvastatin)
- Selipran (Pravastatin)
- Zocor (Simavastatin).

Tipp

Bewegung gehört dazu
Auch Medikamente wirken nur optimal, wenn Sie die Knochen zusätzlich belasten. Sie ersetzen also die Bewegung nicht, sondern ergänzen sie nur.

Nicht alle körperlichen Probleme, die in den mittleren Lebensjahren auftreten, haben mit den Wechseljahren zu tun. Doch Veränderungen im Hormonhaushalt können zu Beschwerden führen. Die meisten lassen sich mit einfachen Mitteln gut behandeln – zum Beispiel Inkontinenz.

Häufig treten während der Wechseljahre Blasenprobleme auf. Viele Frauen leiden dann vermehrt unter Blasenentzündungen, haben ständig Harndrang oder können den Urin nicht immer zurückhalten.

Die Blasenschwäche hängt oft mit dem sinkenden Östrogenspiegel zusammen: Die Schleimhaut der Blase und Harnröhre wird dünner. Sie wird anfälliger für Infektionen und kann auch den Harn weniger gut halten.

Manchmal verschwinden diese Beschwerden nach den Wechseljahren auch von alleine wieder.

Inkontinenz: Fast jede zweite Frau betroffen

Vielleicht verlieren Sie etwas Urin beim Husten, Niesen, Lachen oder wenn Sie sich anstrengen. In diesem Fall spricht man von *Stressinkontinenz*.

Oder Sie verlieren unkontrolliert Urin, wenn Sie einen starken Drang zum Wasserlösen haben. Dies kommt häufig vor bei einer Reizblase oder einer Blasenentzündung (siehe Seite 74 f). Dann spricht man von *Dranginkontinenz*.

Viele Frauen, die unter Urininkontinenz leiden, schämen sich deswegen und sprechen nicht darüber. Doch das Problem ist häufiger, als die meisten denken: Im Alter zwischen 40 und 50 ist jede vierte Frau davon betroffen, bei den über 60-Jährigen ist es sogar jede zweite. Und: Auch Männer leiden darunter – wenn auch seltener.

Auch wenn der abnehmende Östrogenspiegel für die Blasenschwäche oft mitverantwortlich ist, bringt eine Hormonersatztherapie gegen Inkontinenz nichts. Dies belegt eine Studie, die an zwei amerikanischen Universitäten durchgeführt worden ist.

Ein Muskeltraining kann helfen

Dennoch müssen Sie Ihre Beschwerden nicht einfach hinnehmen: Bei Stressinkontinenz hilft es fast immer, wenn Sie die Beckenbodenmuskulatur kräftigen. Das nützt auch dann, wenn Sie bereits unter Inkontinenz leiden. Noch besser ist es jedoch, Sie beginnen bereits vor den Wechseljahren mit einem vorbeugenden Beckenbodentraining (siehe Seite 69 ff.).

Eine Stressinkontinenz entsteht meist dann, wenn die Beckenbodenmuskulatur und der Schliessmuskel der Harnröhre geschwächt sind. Mit zunehmendem Alter werden auch die Bänder schwächer, welche die Gebärmutter und die Blase im Körper halten. Folge: Die inneren Organe drücken nach unten.

Ist die Muskulatur des Beckenbodens nicht mehr kräftig genug, um die Organe am Absinken zu hindern, kann die Gebärmutter und/oder die Blase nach unten rutschen. Dies bezeichnet man als *Gebärmutter-* beziehungsweise *Blasensenkung.*

Manchmal rutscht die Gebärmutter so tief in die Scheide, dass sie zwischen den Schamlippen sichtbar wird. Das bezeichnet man als *Gebärmuttervorfall.*

Eine Senkung kann auch durch Myome (gutartige Geschwülste) hervorgerufen werden (siehe Kapitel «Zyklusstörungen», Seite 51).

Wenn sich Gebärmutter oder Blase absenken, wird es eng im kleinen Becken. Der Druck auf Blase und Harnleiter nimmt zu. Wird er noch verstärkt – zum Beispiel beim Lachen, Husten oder Niesen –, ist der Schliessmuskel nicht mehr fähig, diesem Druck standzuhalten.

Nur im Notfall operieren

Manche Ärzte empfehlen bei einer Gebärmutter- oder Blasensenkung eine Operation. Diese ist aber in der Regel unnötig. Meist hält der Erfolg nicht lebenslang an – aber die Operation ist ein einschneidender Eingriff.

Erst wenn weder Beckenbodenübungen noch alternative Massnahmen helfen, sollten Sie eine Operation in Betracht ziehen. Holen Sie aber vorher unbedingt eine Zweitmeinung ein!

Wichtig: Auch nach einer Operation sollten Sie das Beckenbodentraining nicht vernachlässigen.

So stärken Sie die Beckenbodenmuskeln

Für alle Frauen ab 40 ist ein regelmässiges Beckenbodentraining sehr zu empfehlen. Es kräftigt die Muskulatur und sorgt für eine gute Durchblutung der Beckenorgane. Wichtig ist jedoch, dass Sie die Übungen korrekt ausführen und dabei die Muskelschichten im Beckenboden spüren können.

Am besten besuchen Sie einen Kurs (Adressen im Anhang, Seite 121). Um die Beckenbodenmuskulatur kräftig zu erhalten, sollten Sie täglich etwa eine Viertelstunde trainieren. Die Übungen lassen

6
Gesund
bleiben

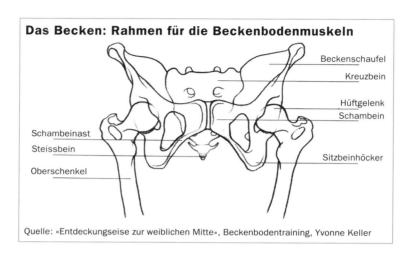

Das Becken: Rahmen für die Beckenbodenmuskeln

Beckenschaufel

Kreuzbein

Hüftgelenk
Schambein

Schambeinast

Steissbein

Oberschenkel

Sitzbeinhöcker

Quelle: «Entdeckungseise zur weiblichen Mitte», Beckenbodentraining, Yvonne Keller

sich sehr gut in den Alltag einbauen. So brauchen Sie nach dem Kursbesuch keine spezielle Trainingszeit zu opfern.

Angenehmer Nebeneffekt der Gymnastik: Sehr oft stellen Frauen fest, dass sich dadurch ihre Sexualität verbessert.

Versuchen Sie es mit folgenden Übungen:

Tipps fürs Training

Alle drei Muskelschichten aktivieren

Die Beckenbodenmuskulatur besteht aus drei Schichten:

- **Die äussere Schicht** aktivieren Sie, indem Sie zuerst den After verschliessen und dann die Schamlippen anspannen.
- **Die mittlere Schicht,** indem Sie den Beckenboden in sich hineinziehen und die Sitzbeinhöcker zueinander ziehen. Atmen Sie dabei ganz ruhig weiter.
- Durch das kraftvolle Hochziehen des Beckenbodens wird auch die **die innerste Schicht** aktiviert.

Wichtig: Bevor Sie mit den Übungen beginnen, sollten Sie ein paar Mal ruhig und tief durchatmen.

Übung 1

Wahrnehmen des Beckenbodens: Setzen Sie sich auf Ihre Hand. Lassen Sie den Beckenboden ganz locker und weich in die Hand sinken. Nun versuchen Sie, den Beckenboden in sich hineinzuziehen. Spüren Sie die Anspannung des Beckenbodens? Spüren Sie eine leichte Entlastung auf Ihrer Hand? Diese Übung ein paar Mal wiederholen, am besten mit geschlossenen Augen.

Übung 2

Legen Sie sich auf den Rücken. Stellen Sie die Beine auf, bauen Sie unter den Fersen einen Druck gegen den Boden auf, bis sich Ihr Becken vom Boden abhebt und höher liegt als der Rest des Rumpfs.

Spannen Sie den Beckenboden an. Die Wirbelsäule ist langgestreckt, die Schulterblätter bleiben am Boden. Wenn Sie möchten, können Sie einige Atemzüge lang in dieser Stellung bleiben.

Dabei müssen Sie jedoch kontrollieren, ob die Spannung im Beckenboden noch vorhanden ist. Dann den Fersendruck lockern und mit dem Becken auf den Boden zurücksinken. Erst jetzt die Spannung langsam hinausfliessen lassen. Diese Übung kann je nach Trainingszustand als anstrengend empfunden werden.

Übung 3

Setzen Sie sich auf den Boden, Beine gestreckt, die Wirbelsäule lang gezogen. Wenn Sie die Wirbelsäule nicht aufrichten können, winkeln Sie die Beine etwas an. «Marschieren» Sie jetzt auf den Sitzbeinhöckern vorwärts und rückwärts. Auf der Seite, wo Sie das Sitzbein für das Vorwärtskommen anheben, ist Ihr Beckenboden gespannt.

Diese Übung funktioniert auch, wenn Sie auf einem Stuhl sitzen. Versuchen Sie dann, mit einem deutlichen Abheben der Sitzbeinhöcker, auf der Sitzfläche ganz nach vorn bis zur Stuhlkante zu marschieren, ohne mit dem Rumpf zu wackeln. Mehrmals täglich üben.

Übung 4

Dazu brauchen Sie einen Softball oder einen robusten Luftballon. Legen Sie sich auf den Rücken. Schieben Sie den Ball oder Ballon unters Gesäss und legen Sie dann das Becken ab. Verschieben Sie den Ball so lange, bis Sie sich wohl fühlen. Ungewohnt darf es sein, aber nicht schmerzhaft. Strecken Sie die Beine senkrecht

Buch-Tipp

BeBo-Gesundheitstraining
Die meisten der hier vorgestellten Übungen stammen aus dem Buch: «Entdeckungsreise zur weiblichen Mitte», BeBo-Gesundheitstraining; Yvonne Keller, Judith Krucker und Marita Seleger; Typo Verlag Geroldswil, Fr. 43.–

Das Buch ist offizielles Lehrmittel der BeBo-Kurse. Es enthält neben zahlreichen gymnastischen Übungen über 100 Fotos, etliche Illustrationen und Wahrnehmungshilfen sowie ausführliche, verständliche Informationen.

in die Luft, spannen Sie den Beckenboden an. Drücken Sie die Fersen aneinander und malen Sie damit kleine Kreise in die Luft.

Übung 5

Legen Sie sich auf den Rücken und stellen Sie die Beine auf. Die Füsse sind ganz beisammen, die Knie lassen Sie auseinander fallen. Beim Ausatmen ziehen Sie langsam die Knie zusammen und gleichzeitig auch die Schliessmuskeln. Beim Einatmen öffnen Sie die Knie und entspannen sich und Ihren Beckenboden.

Übung 6

Legen Sie sich auf den Rücken und stellen Sie ein Bein auf. Ziehen Sie das gestreckte Bein langsam Richtung Oberkörper, als ob Sie es in sich hineinziehen wollten. Gleichzeitig ziehen Sie auch Ihre Vagina nach oben. Spannen Sie dabei Ihre Schliessmuskeln an, während Sie ausatmen. Entspannen Sie sich beim Einatmen, das Bein wird wieder länger. Mit dem andern Bein wiederholen.

Einige Übungen für unterwegs
Folgende Übungen können Sie überall machen: beim Telefonieren, wenn Sie aufs Tram warten und im Bett. Sie können Sie in verschiedenen Positionen ausführen: im Stehen oder im Sitzen, zu Hause auch im Liegen, auf dem Bauch, auf dem Rücken und in Seitenlage.

Übung 7
«Den Beckenboden hineinziehen» ist die einfachste Möglichkeit, die Beckenbodenmuskulatur zu akti-

Tipps

Den Beckenboden nicht überlasten

Achten Sie im Alltag darauf, dass Sie den Beckenboden nicht falsch oder zu stark belasten:
- Halten Sie Ihren Rücken beim Gehen, Stehen und Sitzen immer aufrecht.
- Setzen Sie beim Gehen die Füsse nicht zu hart mit den Fersen auf; konzentrieren Sie sich vielmehr auf das Abdrücken des Fusses vom Boden. Steigen Sie federnd die Treppe hoch, indem Sie nur den Vorderfuss aufsetzen.
- Wenn Sie eine Last heben, gehen Sie mit geradem Rücken in die Knie. Das Becken schieben Sie dabei nach hinten. Fassen Sie den Gegenstand und richten Sie sich auf, indem Sie das Becken wieder nach vorn schieben und die Knie strecken. Atmen Sie dabei aus. Tragen Sie die Last nahe am Körper.
- Wenn Sie etwas seitlich tragen, achten Sie darauf, dass die Hände hinter und nicht vor den Hüftknochen sind.
- Schieben Sie keine schweren Gegenstände.

vieren. Halten Sie die Spannung 3 bis 5 Sekunden und lassen Sie sie ganz langsam hinausfliessen. Machen Sie danach eine 5 bis 10 Sekunden lange entspannende Pause. Wiederholen Sie diese Übung verteilt auf den Tag 10- bis 20-mal.

Übung 8
Bewegen Sie Ihr Becken, ohne die Beckenbodenmuskeln dabei willentlich anzuspannen. Das kann ein langsames bis zackiges Vor- und-zurück-Bewegen, ein Kreisen, eine liegende Acht oder ein seitliches Hochbewegen des Beckens sein. Machen Sie dieses Training immer wieder mal, über den Tag verteilt. Achten Sie darauf, dass Sie in den Knien locker bleiben.

Ebenfalls zu empfehlen, um den Beckenboden zu stärken, ist Bauchtanz.

Übung 9
Spannen Sie die Beckenbodenmuskeln für 3 bis 5 Sekunden an, dann 6 bis 10 Sekunden loslassen und entspannen. Machen Sie das auf den Tag verteilt immer wieder einige Male, insgesamt 50- bis 100-mal. Starten Sie mit wenigen Wiederholungen und steigern Sie die Anzahl im Laufe der nächsten Tage und Wochen.

Wenn Sie bereits einen schwachen Beckenboden haben, sollten Sie mit der Zeit pro Tag auf 100 oder mehr Anspannungen kommen.

Sie können die Spannung verstärken, wenn Sie die Sitzbeinhöcker zusammenziehen. Am besten tun Sie das, wenn Sie unbeobachtet sind, denn jedesmal beim Zusammenziehen werden Sie etwas grösser, da sich die Muskeln über den Sitzbeinhöckern ebenfalls anspannen. Beim Loslassen werden Sie wieder kleiner. Atmen Sie beim Anspannen aus und beim Loslassen ein.

Übung 10

Spannen Sie die Beckenbodenmuskeln an und halten Sie diese Spannung während ein paar Atemzügen. Dabei können Sie ruhig sitzen oder stehen bleiben oder auch das Becken bewegen, umhergehen oder Treppen steigen. Wichtig: Ruhig weiteratmen.

Was zusätzlich helfen kann:
Ergänzen Sie das Beckenbodentraining durch komplementärmedizinische Massnahmen, etwa durch Homöopathie, Spagyrik, traditionelle chinesische Medizin (TCM). Mehr über die einzelnen Methoden lesen Sie im Kapitel «Hitzewallungen», Seite 41 ff.).
■ **Heilpflanzen**: Bei Inkontinenz kann auch Tee helfen. Pflanzen mit günstiger Wirkung sind Ackermenning (Odermennig), Schachtelhalm (Zinnkraut), Schafgarbe oder Liebstöckel.

Um das Bindegewebe zu festigen, eignet sich Kieselsäure. Diese ist in Schachtelhalm enthalten, trinken Sie Tee davon.

Ginkgo-Biloba-Samen und Blasentang stärken die Harnwege.
■ **Darmschulung**: Eine Mayr-Kur bringt Besserung, wenn der Darm auf die Blase drückt. Es handelt

Belastungen

Das trägt zu schwachen Bändern und schlaffen Beckenbodenmuskeln bei:
- Schwangerschaft
- Übergewicht
- Verstopfung
- Chronischer Husten oder häufiges Niesen
- Belastung im Alltag: langes Stehen, krummes Sitzen, schwere Gegenstände heben
- Hormonmangel in den Wechseljahren
- schwaches Bindegewebe
- Gebärmutteroperation
- persönliche Veranlagung

sich um eine Darmschulung nach dem österreichischen Arzt Franz Xaver Mayr. Eine Semmeldiät sowie weitere therapeutische Massnahmen verbessern die Arbeit des Darms. Führen Sie die Kur nur unter Aufsicht von dafür ausgebildeten Therapeuten durch. Infos und Adressen von Kurhotels finden Sie unter www.mayr-kur.ch
■ **Pessar**: Falls die Beschwerden nicht besser werden, kann bei einer Gebärmutter- oder Blasensenkung auch ein Ring- oder Würfelpessar in der Vagina helfen. Das Pessar stützt die Gebärmutter oder den Blasenboden. Die Gynäkologin oder Urologin passt es Ihnen an. Danach können Sie das Pessar selber jeweils am Morgen einsetzen und am Abend wieder entfernen.

Wichtig: Keine dieser Massnahmen ersetzt das regelmässige Beckenbodentraining.

Blasen- und Harnleiter-Entzündung

Mit dem sinkenden Östrogenspiegel im Blut verändert sich auch die Schleimhaut von Blase und Harnleiter. Sie wird anfälliger für Entzündungen. Und deshalb klagen Frauen in den Wechseljahren häufiger über Blasen-, Harnleiter- oder Nierenbeckenentzündungen.

Ein bewährtes und klinisch erforschtes Mittel bei solchen Entzündungen ist Preiselbeersaft. Er wirkt entzündungshemmend und schützt die Schleimhaut. Trinken Sie bei einer akuten Blasenentzündung 3-mal täglich 1 dl.

Um wiederholt auftauchende Blasenbeschwerden zu behandeln oder ihnen vorzubeugen, trinken Sie einmal täglich 1 dl Preiselbeersaft. Dies so lange, bis die Blasenschleimhaut sich erholt hat.

Eine weitere Möglichkeit sind Angocyn-Tabletten, die Kapuzinerkresse und Meerrettich enthalten.

Sie können auch einen Versuch mit Wanzenkraut (Cimicifuga) machen. Dies hilft meist, wenn die Blasenbeschwerden hormonell bedingt sind.

Eine Östrogentherapie kann ebenfalls helfen. In der Regel genügt eine lokale Therapie, zum Beispiel Östrogen-Zäpfchen, -Creme oder -Gel, die Sie in die Scheide einführen (siehe auch Kapitel «Hormonbehandllung», Seite 29 f.).

Oder Sie wenden Sie sich Sich an eine einen Spezialisten für eine komplementärmedizinische Methode (siehe auch Seite 41 f.).

Wenns beim Wasserlösen brennt: Sehr viel trinken

Allgemein gilt bei einer Blasenentzündung: Trinken Sie, so viel Sie können. Als Sofortmassnahme hat sich folgendes Rezept gut bewährt:

Trinken Sie 5 dl lauwarmes Wasser, dem Sie 1 Teelöffel Natron (Natriumhydrogencarbonat) beigeben. Natron alkalisiert den Urin, dadurch brennt es nicht mehr so stark beim Wasserlösen.

In den folgenden drei Stunden trinken Sie alle 20 Minuten 2,5 dl schwachen Tee oder Mineralwasser ohne Kohlensäure (nicht kalt!). Geben Sie dem Tee oder Wasser jede Stunde einen weiteren Teelöffel Natron dazu (maximal 3- bis 4-mal).

Gut für die Blase ist auch Zitronenwasser oder Spargel-Sud.

Bei einer akuten Blasenentzündung sollten Sie sich hinlegen, die Füsse hoch lagern und sich gut zudecken. Auch warme Sitzbäder mit Meersalz, Calendula oder Zinnkraut können die Schmerzen lindern.

Achtung!

Dann müssen Sie zum Arzt

Lassen Sie sich ärztlich behandeln, wenn

- eine Blasenentzündung nach 24 Stunden nicht bessert
- Sie Fieber, Schüttelfrost und Schmerzen haben, die in die Nierengegend ausstrahlen. Diese Symptome könnten ein Hinweis sein auf eine beginnende Nierenbeckenentzündung.

Vielleicht gehören Sie zu den Frauen, die dauernd Harndrang haben, obwohl die Blase gar nicht voll ist. Manchmal geht auch unfreiwillig Harn ab, wenn Sie dringend auf die Toilette sollten. Dies hängt damit zusammen, dass die Blasennerven überempfindlich reagieren. Oft ist dies eine Folge häufiger Blasenentzündungen. Folgende Massnahmen können helfen:

- Entleeren Sie beim Wasserlösen Ihre Blase immer vollständig. Lassen Sie dabei den Urin ganz entspannt fliessen. Pressen Sie nicht, das schwächt die Muskulatur.
- Zögern Sie den Gang zum WC möglichst lange hinaus. So gewöhnt sich die Blase daran, sich ganz zu füllen. Trinken Sie viel.
- Beugen Sie bei starkem Harndrang den Oberkörper nach vorne, als wollten Sie etwas vom Boden aufheben. Das entlastet den Beckenboden.
- Zusätzlich ist auch bei Reizblase Beckenbodentraining nützlich (siehe Seite 69 ff.).
- Meiden Sie Kälte.

Weitere Mittel:
- Ein Fussbad mit 1 EL zerstossenen Senfkörnern
- Johanniskrauttee mit Honig gesüsst, 2-mal täglich über drei bis fünf Wochen trinken
- Haferstrohtee
- Ginkgo-Biloba-Samen
- Cimicifuga (Wanzenkraut)
- Homöopathie oder traditionelle chinesische Medizin (TCM)

Haut: Gute Pflege ist jetzt besonders wichtig

Das Altern der Haut ist ein normaler Prozess: Sie ist weniger gut durchblutet, wird dünner, trockener und ist weniger elastisch. Es bilden sich auch vermehrt bräunliche Flecken auf der Haut.

Dies alles hängt auch (aber nicht nur) mit dem abnehmenden Östrogen zusammen. Allerdings hilft eine Hormontherapie wenig.

Immer wichtiger wird es jetzt für Sie, die Haut zu schützen und zu

Tipps

Das schätzt Ihre Haut:
- Viel Bewegung an der frischen Luft
- Genügend Schlaf
- Viel Flüssigkeit: Trinken Sie täglich mindestens 1 bis 2 Liter, am besten (Mineral-)Wasser, verdünnte Fruchtsäfte oder ungesüssten Kräutertee. Meiden Sie Kaffee und Alkohol.
- Gesundes Essen: Ernähren Sie sich ausgewogen und abwechslungsreich mit viel Obst, Gemüse und Getreideprodukten. Essen Sie weniger tierische Fette und verwenden Sie dafür mehr hochwertige Pflanzenöle. Achten Sie auch auf einen ausgewogenen Säure-Basen-Haushalt (siehe Seite 63) und auf eine genügende Versorgung mit Vitamin E (in Weizenkeim-, Sonnenblumen-, Maiskeim- und Erdnussöl, Erd- und Haselnüssen)
- Sorgen Sie zu Hause für eine genügend hohe Luftfeuchtigkeit (ca. 50–60 %).

Das schadet der Haut:
- Rauchen und Alkohol
- Zu viel Sonne (verwenden Sie immer Sonnencreme mit hohem Schutzfaktor)
- Trockene Luft
- Zu häufiges Waschen, Seife

pflegen. Verwenden Sie eine Waschlotion mit tiefem pH-Wert (Syndet), wenn nötig rückfettend, und danach eine feuchtigkeitsspendende Lotion (siehe Kasten).

Gut für die Haut sind Süssmandelöl, Jojoba, Aloe Vera oder Öl mit Vitamin E.

Weitere Möglichkeiten:
■ Bürstenmassage
■ Regelmässige Sauna-Bäder
■ Für eine gut funktionierende Verdauung sorgen
■ Wilden Hafer als Tee oder Badezusatz verwenden.

Mittel gegen Altersflecken:
Bei Altersflecken können Sie folgende Hausmittel ausprobieren:
■ Zitronensaft einreiben, nach 15 Minuten abspülen
■ Löwenzahnmilch auftragen
■ Ackermenning: Aufguss von Blättern und Wurzeln trinken.

Frage

Warum juckt meine Haut ständig?

Ich bin 60 und hatte früher nie Probleme mit meiner Haut. In letzter Zeit aber spannt sie, und ich muss mich ständig kratzen. Warum?

Wie Sie klagen viele ältere Menschen über trockene Haut. Das ist kaum verwunderlich. Ältere Haut produziert nämlich weniger Talg und trocknet deshalb schneller aus. Das kann auch schon passieren, wenn Sie sich alle zwei, drei Tage duschen oder baden.

Deshalb der Tipp: Waschen Sie sich weniger häufig, besser mit kühlem als zu warmem Wasser, und verwenden Sie ein rückfettendes Syndet. Im Winter sollten Sie sich zusätzlich mit einer Bodylotion eincremen.

Trockene Schleimhaut: Das hilft dagegen

Die Schleimhäute der Scheide, der Harnwege, der Augen, von Mund und Nase können nach der Menopause allmählich trockener werden. Nebst dem normalen Alterungsprozess ist der sinkende Östrogenspiegel dafür verantwortlich. Zudem verstärkt Ozon das Austrocknen.

Bei trockener Luft trocknen auch die Schleimhäute eher aus: Das Wichtigste ist deshalb, dass Sie zu Hause für eine genügend hohe Luftfeuchtigkeit sorgen (mindestens 50–60 %). Gehen Sie viel an die frische Luft.

Das schützt die Schleimhäute vor dem Austrocknen:

Ein bewährtes Hausmittel ist Barleywater (Gerstenwasser): Eine Handvoll Gerste in einem Liter Wasser etwa zwei Stunden köcheln lassen. Trinken Sie das Kochwasser der Gerste verdünnt mit Mineralwasser, Bouillon, Süssmost usw.
■ **Nase:** Verwenden Sie Salzwasser-Nasentropfen. Sie können diese fertig kaufen. Billiger ist physiologische Salzlösung.
■ **Mund:** Mit kalt gepresstem Pflanzenöl – zum Beispiel Sonnenblumenöl, Olivenöl – spülen.
■ **Augen:** Zum Befeuchten Tropfen aus physiologischer Kochsalzlösung oder Tränenersatz-Flüssigkeit in Einzelportionen.

Wichtig: Augentropfen müssen steril sein. Sie dürfen keine Konservierungsstoffe enthalten, da diese die Zellen auf der Hornhautoberfläche zerstören.

Als pflanzliche Mittel können helfen: Chicorée-Bachblütentropfen. Oder: Sie benetzen Wattepads mit Augentrost-, Leinsamentee oder verdünnten Chicoree-Bachblütentropfen und legen diese auf die Augen.

■ **Harnwege:** siehe Blasenprobleme Seite 74 f.

■ **Scheide:** Gut ist alles, was das Becken kräftig durchblutet, vorab Beckenbodentraining (siehe Seite 69 ff.). Sie können zudem Weizenkeim-, Oliven-, Nachtkerzenöl oder Öl aus Vitamin-E-Kapseln jeweils abends auf die Schamlippen geben. Wenn nichts hilft: Östrogensalbe verwenden. (Weitere Tipps gegen trockene Scheide im Kapitel «Sexualität», Seite 102 f.)

Die Schleimhäute der Harnwege und der Scheide können Sie auch schützen, indem Sie etwa ein halbe Tasse Apfelessig ins Badewasser geben.

Schlaf: Das Bedürfnis verändert sich im Alter

Manche Frauen klagen während der Wechseljahre, dass sie schlecht schlafen. Oft sind es Wallungen oder Schweissausbrüche, welche die Nachtruhe stören.

Auch wenn Sie nicht oder nur für kurze Zeit aufwachen, können Wallungen die Schlafqualität und damit die Erholung mindern. In diesem Fall verbessert sich Ihr Schlaf, wenn Ihre Wallungen zurückgehen. (Mehr dazu im Kapitel «Hitzewallungen».)

Heimtückische Helfer

Schlafmittel lösen Ihr Schlafproblem nicht. Sie bekämpfen nur das Symptom. Verwenden Sie synthetische Schlafmittel deshalb nur im Notfall, während kurzer Zeit, in niedriger Dosis und unter ärztlicher Aufsicht.

Besondere Vorsicht im Umgang mit Schlafmitteln ist bei älteren Leuten geboten. Sie reagieren empfindlicher auf die Medikamente und bauen sie langsamer ab, sodass sie am folgenden Tag oftmals nachwirken. Eine Einnahme über längere Zeit kann zu starker Müdigkeit, Gedächtnisstörungen, Laufschwierigkeiten und sogar Konfusionszuständen führen. Es besteht ein erhöhtes Risiko zu stürzen – und damit auch für einen Oberschenkelhalsbruch (siehe Seite 59).

Damit Sie trotzdem zu genügend Schlaf kommen, versuchen Sie, am Morgen etwas länger zu schlafen, oder gehen Sie früher zu Bett.

Ganz allgemein jedoch verändert sich mit zunehmendem Alter der Schlaf. Viele ältere Personen haben weniger und kürzere Tiefschlafphasen und wachen nachts häufiger auf. Einige schlafen nachts weniger lang, dafür tagsüber mehr. Versuchen Sie nach Möglichkeit, sich den veränderten Schlafbedürfnissen Ihres Körpers anzupassen.

Nervosität, Stress oder Spannungen können den Schlaf ebenfalls beeinträchtigen. Dann ist es wichtig, dass Sie lernen, sich zu entspannen. (Mehr dazu im Kapitel «Abschied und Aufbruch».)

Manchmal ist eine Depression verantwortlich für Schlafprobleme. In diesem Fall sollten Sie eine Fachperson beiziehen.

Pflanzen und Hausmittel,
die bei Schlafstörungen helfen:

- **Baldrian** ist eine bewährte Schlafhilfe. Er wirkt besonders gut bei körperlicher Erschöpfung.
- **Hafer, Hopfen, Passionsblume und Melisse** gelten ebenfalls als beruhigend und Schlaf fördernd.
- **Cimicifuga** kann helfen, wenn die Schlafstörungen nur durch die Wechseljahre verursacht werden.

Tipps

Sanfte Hilfen zum Einschlafen

- Gehen Sie erst zu Bett, wenn Sie müde sind.
- Stehen Sie immer zur gleichen Zeit auf, auch am Wochenende.
- Machen Sie etwas Beruhigendes vor dem Schlafengehen: Spazieren, ein warmes Bad, Musik hören, Tagebuch schreiben.
- Wenn Sie länger als eine halbe Stunde nicht einschlafen können, stehen Sie auf. Machen Sie etwas, das Sie beruhigt und von Gedankenkreisen ablenkt.
- Bewegen Sie sich tagsüber so viel wie möglich an der frischen Luft. Grössere körperliche Anstrengungen sollten Sie aber mindestens vier Stunden vor dem Schlafengehen absolvieren.
- Trinken Sie vor dem Zubettgehen einen Beruhigungstee oder Honigmilch – oder essen Sie eine Banane.

Diese «Schlaf-Räuber» sollten Sie meiden:

- Meiden Sie Koffein und Vitamin C vor dem Schlafengehen. Sie wirken anregend.
- Alkohol wird oft als Schlummertrunk angesehen. Er kann zwar beim Einschlafen helfen, verschlechtert aber den Schlaf in der zweiten Hälfte der Nacht.
- Essen Sie abends nichts Schwerverdauliches.
- Unternehmen Sie nichts Aufregendes, kurz bevor Sie ins Bett gehen. Auch aufregende Bücher und Filme sind Gift vor dem Einschlafen.

- **Kalt-warme Socken:** Vor dem Schlafengehen dünne Socken mit kaltem Wasser benetzen, auswringen und anziehen (die Füsse müssen warm sein). Darüber kommen dicke warme Socken. So lange anbehalten, wie Sie sich wohl fühlen.
- **Wechselfussbäder:** Tauchen Sie Ihre Füsse 5 Minuten in warmes, 5 Sekunden in kaltes, wieder 5 Minuten in warmes und nochmals 5 Sekunden in kaltes Wasser. Danach die Füsse leicht abtrocknen und warme Wollsocken anziehen.
- **Wassertreten:** Eine Stunde vor dem Zubettgehen stellen Sie die Füsse ins kalte Badewasser und treten darin auf und ab; abwechselnd einen Fuss ganz aus dem Wasser heben. Danach das Wasser abstreifen, Socken anziehen und herumgehen, bis die Füsse trocken und warm sind.

Entspannung oder Hormone?

- **Entspannungsmethoden** sind ein gutes Mittel, um Schlafprobleme zu beheben. Dazu gehören zum Beispiel Autogenes Training, Progressive Muskelentspannung nach Jacobson oder Meditation. (Mehr dazu im Kapitel «Abschied und Aufbruch» Seite 97 f.)

Bei Schlafproblemen können auch die im Kapitel «Hitzewallungen» auf Seite 41 ff. beschriebenen komplementärmedizinischen Methoden helfen.

- **Eine Hormontherapie** kann allenfalls angezeigt sein, wenn feststeht, dass allein die Wechseljahre die Ursache sind für die Schlafprobleme.

Im Alter ein bisschen kürzer treten

Wenn Sie sich dauernd müde fühlen, kann dies mit der hormonellen Umstellung in den Wechseljahren zusammenhängen. Keine Sorge: Nach den Wechseljahren verschwindet die Müdigkeit wieder. Oder vielleicht spüren Sie auch einfach, dass Sie älter werden, und ermüden deshalb schneller:

- Treten Sie kürzer und nehmen Sie sich mehr Zeit für sich selbst.
- Auch frische Luft vertreibt die Müdigkeit. Bewegen Sie sich so oft wie möglich im Freien.

Manchmal sind auch Stress, Überarbeitung oder gar eine Depression die Ursachen für die Antriebslosigkeit. Dann hilft einzig, das eigentliche Problem anzugehen.

Pflanzliche «Fit-Macher» sind:

- **Ginseng:** Es ist als Fertigpräparat erhältlich. Es gibt grosse Qualitätsunterschiede. Bevorzugen Sie standardisierte Präparate.
- **Mate-Tee:** 1 Tl mit einer Tasse heissem Wasser übergiessen, 5 Minuten ziehen lassen. Täglich zwei Tassen trinken.
- **Rosmarin:** Als Tee, Badezusatz oder Pflanzensaft verwenden. Nehmen Sie Rosmarin aber nicht, wenn Sie einen hohen Blutdruck haben.

Gewichtsprobleme: Mehr Bewegung bringts

Der schwankende Hormonspiegel kann das Gewicht beeinflussen. Wenn Sie in den Wechseljahren ein bisschen zunehmen, ist es gut möglich, dass die zusätzlichen Kilos später von selbst wieder verschwinden.

Gewichtsprobleme sind jedoch eine allgemeine Alterserscheinung. Der Grund für die zusätzlichen Kilos: Ältere Menschen brauchen weniger Kalorien. Mit zunehmendem Lebensalter nimmt die Muskelmasse langsam ab, also wird auch der Energie-Grundumsatz geringer. Oder anders ausgedrückt: Wer im Alter weiterfuttert wie in jungen Jahren, bei dem ist Übergewicht vorprogrammiert.

- Es gilt deshalb, die Ernährung den veränderten Bedürfnissen des Körpers anzupassen. Hören Sie beim Essen auf Ihren Körper. Was braucht er wirklich? Wann bin ich satt?
- Falsches Essen – zu viel, zu fett, zu wenig Obst und Gemüse – ist eine der Hauptursachen für Übergewicht. Die Dickmacher zu meiden ist gar nicht so schwer. Essen Sie generell weniger, vor allem weniger Fett, dafür möglichst abwechslungsreich.

Dass Sie mit zunehmendem Alter runder werden, ist jedoch nicht einfach «Schicksal». Denn: Wer sich bewegt, steigert den Kalorienverbrauch und nimmt bedeutend weniger zu. Bei Menschen, die sich im Alter zwischen 40 und 60 Jahren fit halten, steigt das durchschnittliche Körpergewicht von 71,2 auf 75,9 Kilo. Bei einem Bewegungsmuffel hingegen klettert der Zeiger der Waage in diesem Zeitraum durchschnittlich von 72,4 auf 81,5 Kilo.

■ Bewegen Sie sich mindestens dreimal pro Woche jeweils eine halbe Stunde, um Ihre körperliche Ausdauer zu erhalten beziehungsweise zu steigern. Zum Beispiel: schnell Gehen, langsam Joggen, Schwimmen, Velofahren, Langlauf.

■ Zusätzliches Krafttraining verbessert die Haltung und die Figur. (Mehr dazu lesen Sie im Puls-Tipp-Ratgeber «Fit im Alltag».)

Aber vergessen Sie nicht: Ein paar Fettpölsterchen haben auch Vorteile. Denn im Fett und in den Muskeln wandelt der Körper nach der Menopause Androgene in Östrogene um (siehe auch Kapitel «Hormonhaushalt», Seite 16).

Body-Mass-Index (BMI)

Die Formel für das Idealgewicht

$$\frac{\text{Körpergewicht (in kg)}}{\text{Körpergrösse (in m)}^2}$$

Beispiel: Sie sind 1,70 m gross und wiegen 60 kg? Dann beträgt Ihr BMI 60 : (1,70 x 1,70) = 20,8. Sie liegen damit im idealen Bereich.

Werte unter 18: Sie sind untergewichtig. Sie sollten zunehmen.

Werte zwischen 18 und 25: Sie sind normalgewichtig. Versuchen Sie dieses Gewicht zu halten.

Werte zwischen 26 und 30: Sie sind leicht übergewichtig. Versuchen Sie Ihr Gewicht zu reduzieren und schlechte Essgewohnheiten abzulegen.

Werte über 30: Sie sind massiv übergewichtig. Aus gesundheitlichen Gründen müssen Sie Ihr Körpergewicht stark reduzieren.

Gelenkschmerzen: Zu viel Säure schadet

Diese Schmerzen in den Wechseljahren können mit dem sinkenden Östrogenspiegel zusammenhängen: Ein gestörtes hormonelles Gleichgewicht kann zu Störungen des vegetativen Nervensystems führen. Auch Gelenkschmerzen zählen dazu. In vielen Fällen bringt eine Hormontherapie Besserung.

Was auch noch hilft:

■ Die Ernährung sollte vorwiegend basisch sein, damit der Körper nicht übersäuert. Essen Sie wenig Fleisch, dafür viel Obst und Gemüse. Aber auch Groll und Ärger kann zur Übersäuerung beitragen. «Das macht mich sauer», kann man durchaus wörtlich nehmen.

■ Als pflanzliche Mittel eignen sich Cimicifuga, schwarze Johannisbeere (Tee aus Blättern), Birke (Tee oder Tropfen), Brennnessel und Löwenzahn.

■ Achten Sie auf eine ausreichende Versorgung mit folgenden Vitaminen:

B_6 in Weizenkleie, Soja, Bananen, Avocado, Fleisch, Fisch, Leber, Nüssen, Hülsenfrüchten.

C in Zitrusfrüchten und grünem Blattgemüse, Broccoli, Blumenkohl.

D in fettem Fisch, Lebertran, oder gehen Sie täglich 15–30 Minuten ins Freie.

Lassen Sie sich von einer Fachperson beraten, wenn Sie Gelenkschmerzen durch komplementärmedizinische Massnahmen lindern möchten.

Kopfschmerzen

Nicht immer sind die Wechseljahre schuld

Kopfschmerzen können in Zusammenhang mit dem Zyklus auftreten, das heisst kurz vor oder während der Mens, aber auch um den Zeitpunkt des Eisprungs herum. (Siehe auch Kapitel «Zyklusstörungen», Seite 48 f.)

Das Hämmern im Kopf kann aber auch mit Stress oder mit der Verdauung, der Leber oder der Galle zusammenhängen. Achten Sie darauf, dass Ihr Essen genügend Nahrungsfasern enthält und nicht zu fett ist. Und: Bewegen Sie sich regelmässig.

Hilfreich bei Kopfschmerzen:
- **Stressbedingtes Kopfweh:** Kalte oder warme Fussbäder, Nachtkerzenöl.
- **Leber/Galle:** Löwenzahn, Mariendistel oder Schöllkraut unterstützen die Tätigkeit von Leber und Galle. Sie können alle drei als Tee verwenden. Mariendistel und Löwenzahn sind auch als Arznei erhältlich, Löwenzahn ausserdem als Saft.
- **Starke Periodenblutungen:** Lassen Sie abklären, ob Blutarmut die Ursache für Ihre Kopfschmerzen ist.
- **Wechseljahre:** Haben Sie erst seit den Wechseljahren häufiger Kopfweh, kann Cimicifuga helfen. Eine Hormontherapie kann nützen, aber auch die Schmerzen verstärken. Östrogen wirkt gefässerweiternd, Gestagen verengt die Gefässe.

Herzkrankheiten: Im Alter steigt das Risiko

Während der Wechseljahre können Herzklopfen, Herzrasen und Herzrhythmus-Störungen auftreten. Bei diesen typischen Wechseljahrbeschwerden sind Weissdorn, Herzgespann oder Cimicifuga als nützliche Helfer aus der Pflanzenmedizin bekannt.

Herz-Kreislauf-Erkrankungen wie Herzinfarkt, Angina Pectoris, Ablagerungen in den Blutgefässen sind *keine* Wechseljahrbeschwerden. Sie werden aber vielfach in diesem Zusammenhang erwähnt, denn Östrogene sollen angeblich davor schützen.

Vor der Menopause sind Frauen wesentlich weniger von Herz-Kreislauf-Krankheiten betroffen als Männer. Danach nehmen diese Krankheiten bei den Frauen zu. Bei 70-Jährigen sind beide Geschlechter etwa gleich betroffen.

Fachleute haben nicht beweisen können, dass Östrogene das Herzinfarktrisiko senken.

Herzspezialisten raten von einer Hormontherapie ab

Die amerikanische Herzgesellschaft vereinigt Spezialisten aus der ganzen Welt. Aufgrund neuer Studien hat sie bereits 2001 gesunde Frauen davor gewarnt, nach der Menopause Hormone zu nehmen, lediglich um Herz-Kreislauf-Krankheiten vorzubeugen. Wenn Sie bereits Herzprobleme hatten oder haben, raten diese Spezialisten sogar ausdrücklich von einer Hormontherapie gegen Wechseljahrbeschwerden ab.

Nach neusten Ergebnissen der gross angelegten Doppelblindstudie Women's Health Initiative schadet eine kombinierte Östrogen-Gestagen-Einnahme, wie sie für Frauen mit Gebärmutter üblich ist, mehr, als sie nützt: Sie führt vermehrt zu Herzinfarkten, Schlaganfällen sowie Thrombosen und Embolien (siehe auch Kapitel «Hormonbehandlung», Seite 21 f.).

Bewegung und gesunde Ernährung halten das Herz fit

Auch ohne Hormontherapie können Sie Herz-Kreislauf-Krankheiten wirksam vorbeugen. Einige Risikofaktoren (siehe Kasten unten) können Sie durch eine gesunde Lebensweise ausschalten:

- Verzichten Sie aufs Rauchen
- Ausdauersport kräftigt das Herz und hält den Kreislauf in

Schwung. Bewegen Sie sich regelmässig 3-mal pro Woche mindestens eine halbe Stunde. Einige Beispiele: Schnelles Gehen (Walking), Joggen, Schwimmen, Velofahren, Skaten. Das steigert die Ausdauer, baut überflüssige Kilos ab, senkt den Blutdruck und Cholesterinspiegel und schützt vor Diabetes.

- Vermeiden Sie Übergewicht und Stress.
- Gut für den Kreislauf ist ein kaltes Armbad: Tauchen Sie die Unterarme oder die Hände ins Waschbecken oder einen Kessel mit kaltem Wasser ein, solange es Ihnen dabei wohl ist.
- Ernähren Sie sich herzgesund: Vollwertkost, viel Nahrungsfasern, viel Gemüse und Früchte, insgesamt wenig Fett. Bevorzugen Sie Fette und Öle mit einem hohen Gehalt an ungesättigten Fettsäuren. Vermeiden Sie tierische Fette, mit Ausnahme von Fischöl.
- Das sollten Sie in Ihren Ernährungsplan einbauen:

Folsäure: vorhanden in grünen und orangen Gemüsen und Früchten, in Löwenzahn, Champignons und Leber.

Vitamin E: enthalten in Weizenkeim-, Sonnenblumen- Maiskeimöl, Erdnussöl, Erd-, Haselnüssen, Mandeln, Lebertran.

- Positiv wirkt es sich aus, wenn Sie wenig Alkohol trinken.
- Falls Ihre Blutfettwerte zu hoch sind, können Statine (siehe Seite 67) eine Alternative zu Hormonen sein. Diese Medikamente reduzieren die Blutfette und erhöhen zudem die Knochendichte.

Herz-Krankheiten

Die Risikofaktoren:

- über 65 Jahre alt
- Rauchen
- starkes Übergewicht
- Diabetes
- hoher Cholesterinspiegel
- hoher Blutdruck
- familiäre Veranlagung
- bereits vorhandene Herzkrankheit
- zu wenig Bewegung

Krebs: Hormone spielen eine Rolle

Die weiblichen Geschlechtshormone und somit auch eine Hormontherapie haben auf Brustkrebs und Krebs der weiblichen Geschlechtsorgane einen Einfluss. Aus diesem Grund werden diese Krankheiten in diesem Ratgeber besprochen, obwohl sie nicht durch die Wechseljahre ausgelöst werden.

Brustkrebs: Hormontherapie erhöht das Risiko

Immer wieder wird Frauen Angst gemacht durch Berichte, dass etwa jede zehnte Frau an Brustkrebs erkrankt. Tatsächlich aber trifft dies nur auf jede zehnte Frau zu, die *über 80 Jahre* alt ist! Von allen Frauen im Alter zwischen 40 und 50 Jahren erkranken 2,5 Prozent an Brustkrebs – also eine Frau von 40. Das Gleiche gilt für Frauen zwischen dem 50. und 60. Lebensjahr.

Heute weiss man: Hormone können Brustkrebs verursachen. Haben Sie während Jahren eine Hormontherapie gemacht, steigt Ihr Risiko, an Brustkrebs zu erkranken. Es nimmt weiter zu, je länger Sie Hormone anwenden. Setzen Sie die Östrogene ab, hält das erhöhte Risiko noch etwa fünf Jahre an.

Die Zugabe von Gestagen reduziert das Erkrankungsrisiko nicht. Im Gegenteil: Die Gefahr, Brustkrebs zu bekommen, steigt weiter an. (Siehe auch Kapitel «Hormonbehandlung», Seite 22 f.)

Aber nicht nur künstlich zugeführte Östrogene und Gestagen erhöhen Ihr Brustkrebsrisiko. Es kommt auch darauf an, wie viele Jahre eine Frau unter dem Einfluss Ihrer eigenen Hormone steht: Je früher die erste Periode und je später die Menopause einsetzt, desto grösser ist das Risiko, an Brustkrebs zu erkranken.

Ebenso hoch ist das Risiko, wenn in der Familie (speziell bei der Mutter oder Schwestern) bereits Brustkrebs aufgetreten ist. Dies betrifft ungefähr jede 20. Frau.

Übergewicht und Alkohol erhöhen die Anfälligkeit für Brustkrebs ebenfalls.

Durch regelmässige Bewegung können Sie Ihr Krebs-Risiko vermindern (siehe auch Kasten Seite 87). Auch langes Stillen reduziert die Gefahr leicht.

■ Früherkennung

Um einen Tumor in der Brust möglichst früh zu entdecken, kommen drei unterschiedliche Methoden in Frage:
■ monatliche Selbstuntersuchung der Brust
■ jährlicher Tastuntersuch der Brust bei der Ärztin
■ Mammographie.

Allerdings: Das frühzeitige Entdecken eines Tumors in der Brust und die rasche Krebs-Behandlung können nur wenige Todesfälle verhindern (siehe auch Kasten «Mammographie», Seiten 84/85).

Fortsetzung auf Seite 86

Mammographie-Screenings bringen wenig

Regelmässiges Röntgen der Brust bewahrt viel weniger Frauen vor dem Tod durch Brustkrebs, als die Statistiken uns glauben machen wollen.

Röntgen-Institute, Chirurgen und auch die Krebsliga erklären häufig, dass regelmässige Mammographien «das Krebstod-Risiko um 20 bis 30 Prozent vermindern». Das erweckt den falschen Eindruck, Screenings seien ein riesiger Erfolg. Viele Frauen meinen nämlich, dass dank Mammographien 20 bis 30 Prozent weniger Frauen an Brustkrebs sterben. Würde dies tatsächlich zutreffen, gäbe es unter Wissenschaftlern längst keine Kontroverse mehr um den Nutzen der Mammographien. Etliche Wissenschaftler bestreiten aber, dass die Früherkennung einen merklichen Nutzen bringt.

Irreführende Zahlen

Das Erstaunliche: Beide Seiten stützen sich auf das genau gleiche statistische Material aus den Neunzigerjahren.

Die Erklärung ist einfach: Radiologen und Krebsliga erwecken eben nur den Eindruck, man könne jede vierte Frau vor dem Tod retten. Wörtlich erklären sie, dass Mammographien «das Krebstod-Risiko um 20 bis 30 Prozent vermindern». Das ist keine absolute Verminderung des Risikos – wie es die meisten verstehen –, sondern nur eine relative. Ihre Darstellung der Statistik ist zwar formal korrekt, aber in ihrer Wirkung irreführend und manipulativ. Die Statistik bauscht den Nutzen von Mammographien gewaltig auf.

Tatsächlich ist die Aussage «das Krebsrisiko wird um 25 Prozent vermindert» eine unbrauchbare Information. Vergleichen wir tausend Frauen, die zehn Jahre lang an einem Mammographie-Screening teilnehmen, mit tausend Frauen, die sich nicht röntgen lassen. Falls von den tausend Frauen ohne Mammographien im Zeitraum von zehn Jahren 400 an Brustkrebs sterben, so würden Mammographien etwa 100 Frauen das Leben retten (25 Prozent). Das wäre ein enormer Erfolg.

Falls aber von tausend Frauen innerhalb von zehn Jahren normalerweise nur vier Frauen an Brustkrebs sterben, so retten die Mammographien eine einzige Frau vor dem Tod (wiederum 25 Prozent). Die Information «das Krebsrisiko wird um 25 Prozent vermindert» sagt also so gut wie nichts aus. Sie kann einen sehr grossen Nutzen bedeuten, jedoch ebenso gut einen äusserst bescheidenen.

Bei den Mammographien ist Letzteres der Fall: Wenn sich tausend Frauen zehn Jahre lang mammographieren lassen, sterben – laut den von allen Seiten zitierten Statistiken – tatsächlich statt vier nur drei Frauen an Brustkrebs: Und das ergibt die berühmten «20 bis 30 Prozent weniger Risiko»!

Das Darstellen der relativen Risi-ko-Veränderung hält Professorin Ingrid Mühlhauser von der Universität Hamburg für «irreführend, unverständlich und meistens interessenabhängig». Sie ist spezialisiert auf das Auswerten statistischen Datenmaterials.

Die unmissverständliche Darstellung der Mammographie-Statistik lautet: «Das regelmässige Screening von tausend Frauen bewahrt im Laufe von zehn Jahren eine Frau vor dem Tod durch Brustkrebs.»

Der Nutzen ist deshalb so bescheiden, weil auch Mammographien aggressive Brusttumore viel zu spät entdecken. Langsam wachsende Krebszellen dagegen richten meistens keinen Schaden an.

Viele falsche Befunde

Damit Frauen richtig entscheiden können, müssen sie nicht nur diesen möglichen Nutzen, sondern auch die Risiken und Nachteile kennen:

Jede vierte Frau, die sich während zehn Jahren regelmässig röntgen lässt, wird einmal mit dem «Verdacht auf Krebs» konfrontiert, obwohl sie gar keine Krebszellen hat. Fast ein Fünftel dieser Frauen lässt sich eine Gewebeprobe entnehmen. Von diesem Eingriff würden sie ohne Mammographien verschont bleiben.

Eine Frau, die Angst vor Krebs hat, fühlt sich vielleicht sicherer durch die Mammographien. Eine andere Frau will sich auf keinen Fall einem falschen Krebsverdacht aussetzen. Sie betrachtet den Nutzen als zu klein und entscheidet deshalb gegen Screenings.

Allgemein bleibt die Empfehlung in Europa wie auch in den USA, dass eigentlich nur durch Routine-Screenings prozentual grössere Trefferquoten erreicht werden und damit eine Frühbehandlung stattfinden kann. Falsch positive (röntgenologische) Befunde, gibt es tendenziell eher bei «jüngerem» Gewebe. Die «ältere» Brust ist durch das in Fettgewebe umgewandelte Drüsengewebe in Bezug auf bösartige Veränderungen durch den Mammographie-Befund besser zu beurteilen.

Screening bei erhöhtem Risiko

Die meisten Fachleute raten zu folgenden Massnahmen:
- Selbstuntersuchung der Brust
- Ärztliche Kontrollen
- Jährlich oder alle zwei Jahre eine Mammographie, wenn Sie einer Risikogruppe angehören (genetisch bedingt, häufiges Vorkommen von Brustkrebs in der Familie), spät zum ersten Mal geboren haben oder bei Gewebestrukturveränderungen wie zum Beispiel fibrozystischer Mastopathie.
- Sprechen sie auch mit Ihrer Ärztin und tun Sie das, was für Sie stimmig ist.

(Vertiefte Infos zum Thema: Ingrid Mühlhauser, Universität Hamburg, www.mammographie-screening-online.de/)

Fortsetzung von Seite 83

■ Behandlung

Die schonendste Form, eine Krebsgeschwulst in der Brust zu entfernen, ist die dreidimensional gesteuerte Biopsie (nicht in allen Spitälern möglich). Dabei nehmen die Ärzte das Gewebe mit einer Hohlnadel heraus. Der Tumor darf bei dieser Methode nicht grösser sein als zwei Zentimeter.

Auch bei einer Operation kann der Arzt das Krebsgewebe oft so entfernen, dass die Brust zum grösseren Teil erhalten bleibt. Sollten Sie betroffen sein, fragen Sie nach der in Ihrem Fall schonendsten Möglichkeit. Und holen Sie unbedingt eine Zweitmeinung ein.

Nach der Entfernung des Krebsgewebes folgt meistens eine Therapie mit Medikamenten (Chemotherapie) sowie eine Bestrahlung.

Gebärmutterkrebs: Nach der Menopause steigt das Risiko

Hier handelt es sich um einen Krebs in der Gebärmutterschleimhaut (Endometrium). Er ist weniger häufig als Brustkrebs. Das Risiko, daran zu erkranken, beträgt bei über 50-Jährigen drei Prozent. Betroffen sind vor allem Frauen nach der Menopause. Im Durchschnitt erkranken die meisten mit 68 Jahren. Die Schleimhaut und somit allfällige Krebszellen werden nach der Menopause nicht mehr monatlich abgestossen (siehe auch Kapitel «Hormonhaushalt», Seite 11 ff.).

Normalerweise wächst die Gebärmutterschleimhaut nicht mehr nach der Menopause. Östrogen fördert aber das Wachstum der Gebärmutterschleimhaut sowie vorhandener Krebszellen und erhöht deshalb das Krebsrisiko. Progesteron hemmt dieses Wachstum und sorgt dafür, dass die aufgebaute Schleimhaut samt Krebszellen abgestossen wird.

Wenn Sie Ihre Gebärmutter noch haben, dürfen Sie Östrogene daher nur in Kombination mit Progesteron oder Gestagen – ein dem Progesteron ähnliches Hormon – anwenden. Um über längere Zeit einen genügenden Schutz zu erreichen, sollten Sie das Gestagen täglich einnehmen, was aber erst etwa drei Jahre nach der Menopause sinnvoll ist (siehe Kapitel «Hormonbehandlung», Seite 20). Bis dahin nehmen Sie das Gestagen zyklisch, und zwar mindestens elf Tage pro Monat.

■ Risikofaktoren

Übergewicht, Bluthochdruck, Diabetes mellitus und Unfruchtbarkeit erhöhen das Risiko für Gebärmutterkrebs.

Das Risiko sinkt durch körperliches Training, einen hohen Anteil an Sojaproteinen in der Nahrung (siehe Seite 39 ff.), die Antibabypille (schützt mindestens 15 Jahre, nachdem man dieses Verhütungsmittel abgesetzt hat).

■ Früherkennung

Bei einer gynäkologischen Vorsorgeuntersuchung ist Gebärmutterkrebs kaum erkennbar. Lang

Krebs vorbeugen

Wenn Sie auf Ihre Ernährung und Ihren Körper achten, können Sie viel dazu beitragen, gesund zu bleiben. Dabei helfen die so genannten **Radikalenfänger.**

- Nehmen Sie also genügend Vitamine zu sich, und zwar: **Vitamin A** beziehungsweise **Beta-Karotin** (z.B. enthalten in Rüebli, Broccoli, Spinat), **Vitamin C** (in Erdbeeren, Zitrusfrüchten, Kiwi, Broccoli) und **Vitamin E** (in Weizenkeimöl, Sonnenblumenöl, Maiskeim- und Erdnussöl, Mandeln, Erd- und Haselnüssen)
- täglich 5-mal eine Portion Früchte und/oder Gemüse essen
- viel Bewegung
- kein Übergewicht
- nicht rauchen
- den eigenen Körper annehmen

anhaltende, sehr starke Blutungen, Zwischenblutungen oder Blutungen nach der Menopause sind meist das einzige Signal. Manchmal treten auch Schmerzen im Becken auf.

Bei einem Verdacht auf Gebärmutterkrebs ordnet die Ärztin einen Untersuch mit Ultraschall an. Erhärtet sich der Verdacht, überprüft sie die Diagnose mittels Curettage, Biopsie oder Hysteroskopie.

■ Behandlung

Gebärmutter und Lymphknoten im Becken werden (je nach Befall) entfernt; eventuell zusätzlich beide Eierstöcke. Je nach Befund kommt danach eine Bestrahlung hinzu; in weit fortgeschrittenem Stadium allenfalls eine Chemotherapie.

Gebärmutterhalskrebs: Vorsorgeuntersuch ist wichtig

Der Gebärmutterhals (Zervix) ist das untere Ende der Gebärmutter. Von dieser Krebsart sind Frauen zwischen dem 40. und 50. Lebensjahr am stärksten betroffen.

■ Risikofaktoren

Häufig wechselnde Partner, früher Geschlechtsverkehr (das Risiko ist bereits erhöht bei Frauen, die vor dem 20. Lebensjahr Geschlechtsverkehr hatten. Noch höher liegt es bei Frauen, die beim ersten Geschlechtsverkehr noch nicht 17 waren); mangelhafte Sexualhygiene.

Das senkt das Risiko: gute Sexualhygiene bei sich und beim Partner, wenig Partnerwechsel.

■ Früherkennung

Am Anfang sind meist keine Symptome vorhanden. Wenn Sie eine unregelmässige Blutung haben, besonders nach dem Geschlechtsverkehr, kann dies ein Hinweis sein.

Es bestehen gute Heilungschancen im Vorstadium und in einem frühen Krebsstadium. Deshalb ist es wichtig, dass Sie regelmässig einen Krebsabstrich machen lassen. Heute gilt ein Abstand von drei Jahren als sinnvoll.

Von Pap 1 bis Pap 5: Die verschiedenen Stadien

Generell stufen die Fachleute das Ergebnis eines Abstrichs in 5 Gruppen ein, nach dem Erfinder Papanicolaou Pap 1 bis 5 genannt. Und so beurteilen Fachleute den Befund:

- **Pap 1 und 2:** normaler Abstrich – Sie sind gesund.
- **Pap 3:** leicht veränderte Zellen an der Oberfläche, kein Krebs. Nachkontrolle des Krebsabstrichs in 3 bis 6 Monaten. In etwa 5 Prozent der Fälle entwickelt sich daraus nach Jahren Krebs. Knapp die Hälfte bildet sich wieder zu Pap 2 zurück, der Rest bleibt Pap 3.
- **Das hilft, damit sich Pap 3 auf Pap 2 zurückbildet:** Kondome benützen, nicht mehr rauchen, Mini-Tampons mit Weizenkeimöl tränken und über Nacht am Muttermund platzieren, Stress vermeiden.
- **Pap 4:** krankhafte Zellveränderungen, Verdacht auf Gebärmutterhalskrebs.
- **Pap 5:** bösartige Tumorzellen sind nachweisbar, starker Verdacht auf Gebärmutterhalskrebs.

Die Ärztin macht einen Abstrich von Muttermund und Gebärmutterhals und betrachtet den Muttermund.

Bei regelmässigen Vorsorgeuntersuchungen sollte es möglich sein, bereits die Vorstadien festzustellen, sodass kein Krebs entsteht (siehe Kasten oben).

Wenn das Labor beim Vorsorgeuntersuch Krebs diagnostiziert, überprüft der Arzt dieses Ergebnis durch Ultraschall, Probeentnahme und mikroskopischen Untersuch.

■ Behandlung

Bei Pap 4 und bei frühem Krebsstadium schneiden die Ärzte das scheidennahe Ende der Zervix (Portio) kegelförmig von der Scheide her aus. In der Fachsprache heisst dieser Vorgang Konisation.

In einem späteren Stadium entfernt die Ärztin meist die Gebärmutter (Hysterektomie) und eventuell die Eierstöcke sowie die Beckenlymphknoten. Alternativ oder zusätzlich müssen Sie sich einer Strahlentherapie unterziehen. Ob die Chemotherapie etwas nützt, ist ungewiss. Allenfalls verordnen sie die Ärzte zusätzlich oder wenn nichts anderes hilft.

Auch hier gilt: Holen Sie vor einer Operation eine Zweitmeinung ein.

Eierstockkrebs

Dieser Krebs tritt selten auf: Etwa 1,4 Prozent der Frauen erkranken daran – im Schnitt mit 59 Jahren. Ältere Frauen sind stärker davon betroffen.

Der Krebs wird oft spät erkannt, da es keine Methode gibt, ihn früh nachzuweisen.

■ Risikofaktoren

Familiäre Vorbelastung, grosse Zahl an Eisprüngen, frühe erste

Regelblutung und späte Menopause.

Studien deuten darauf hin,
dass eine Östrogentherapie in
und nach den Wechseljahren das
Risiko zu erkranken erhöht. Wie
weit dies auch gilt, wenn die
Östrogeneinnahme mit Gestagen
verbunden ist, ist offen: Zum Einfluss von Gestagen/Progesteron
gibt es keine langfristig durchgeführten Vergleichsstudien.

Die empfängnisverhütende
Pille senkt das Risiko, je länger
Sie die Pille geschluckt haben.
Dieser Effekt zeigte sich aber in
einer Studie bei Frauen, die nach
der Menopause mehr als zehn
Jahre Östrogene einnahmen,
nicht.

Auch Frauen, denen die Eierstöcke entfernt wurden, können
an Eierstockkrebs erkranken.
Grund: Ovariales Gewebe gibt es
auch um die Eierstöcke herum.

■ Behandlung

Eierstöcke herausoperieren, meistens beide; danach folgt meist eine Chemotherapie.

7 Abschied und Aufbruch
Im Auf und Ab der Hormone und Gefühle

Die Wechseljahre sind nicht nur ein körperlicher Vorgang. Sie markieren auch das Ende eines Lebensabschnitts – und bedeuten für die meisten Frauen eine Wendezeit im Leben. Diese Phase kann mit Trauer und Angst verbunden sein. Doch wer Veränderungen zulässt, kann sie als Chance für einen Aufbruch nutzen.

Haben Sie manchmal Mühe, sich zu konzentrieren, oder kommt Ihnen ein bestimmtes Wort nicht in den Sinn? – Erschrecken Sie nicht, solche Konzentrationsstörungen sind in den Wechseljahren normal. Auch Stimmungsschwankungen, Angstzustände, depressive Verstimmungen, Nervosität oder Reizbarkeit sind nicht ungewöhnlich. Sie können direkt mit der hormonellen Umstellung zu tun haben, hängen aber ebenso mit der seelischen Verfassung und der sozialen Situation einer Frau zusammen.

Nach den Wechseljahren verschwinden diese Symptome meistens wieder. Mehr noch: Ist diese Zeit erst einmal überstanden, geht es positiv denkenden Frauen oft besser als je zuvor: Sie haben mehr Energie und sind bereit, sich neu zu orientieren. So lässt sich auch erklären, dass die Suizidrate bei den Frauen nach den Wechseljahren abnimmt, während sie bei den Männern weiterhin gleichmässig ansteigt.

Unberechenbare Vorgänge im Körper verunsichern

Doch nicht nur die Gefühle sind in Aufruhr. Genauso unberechenbar reagiert jetzt der Körper: Einmal kommt die Mens, dann wieder lange nicht – oder zu stark. Hinzu kommen Hitzewallungen, einige Frauen nehmen zu oder fühlen sich wie aufgedunsen, dann normalisiert sich alles wieder.

Was viele Frauen dabei am stärksten irritiert: Früher konnten sie solche Veränderungen im Körper dem regelmässigen Verlauf der Mens zuordnen. Jetzt fehlt diese Orientierung weitgehend. So entsteht leicht das Gefühl, dem Körper ausgeliefert zu sein, ihn nicht mehr kontrollieren zu können.

Dies alles verunsichert und kann sich auf das gesamte Befinden auswirken. Viele Frauen sind deshalb weniger leistungsfähig und befürchten, ihrer Aufgabe nicht mehr gewachsen zu sein.

Stimmungsschwankungen

Hormonelles Auf und Ab

Vermutlich wissen Sie aufgrund Ihrer Erfahrungen mit der Menstruation, dass sich Hormone und Psyche gegenseitig beeinflussen. Manchmal blieb die Mens durch psychische Ereignisse wie grosser Stress, eine Trennung oder auch Ferien aus, oder sie kam zu früh.

Umgekehrt beeinflusst das zyklische Auf und Ab der Hormone die Psyche. Einige Frauen fühlen sich vor der Menstruation extrem verletzlich, sind jeweils depressiv oder gereizt.

Genauso ist es in den Wechseljahren: Die schwankenden Hormonspiegel können sich auf die Stimmung auswirken. Ebenso kann die Psyche auch den Hormonspiegel beeinflussen und damit die Wechseljahrsymptome.

Zufriedene Frauen leiden weniger

Beate Schultz-Zehden vom Institut für Medizinische Psychologie der Freien Universität Berlin wollte wissen, ob ein Zusammenhang besteht zwischen psychosozialen Faktoren und der Intensität subjektiver Beschwerden in den Wechseljahren. Sie fand heraus, dass Frauen in folgenden Fällen über ausgeprägte Beschwerden klagen:

■ wenn sie eine negative Lebenseinstellung haben
■ wenn sie starke Lebensveränderungen/Lebensumbrüche wahrnehmen
■ wenn sie dem eigenen Körper gegenüber negativ eingestellt sind
■ wenn sie geschieden sind
■ wenn sie allein leben
■ bei traditionell weiblichem Rollenverhalten
■ bei emotionaler Labilität, Nervosität, Depressivität, Erregbarkeit
■ bei einem schwach ausgeprägten Selbstwertgefühl
■ bei hoher Körpersensibilität, das heisst, wenn sie jede Kleinigkeit wahrnehmen.

Besonders Frauen mit einem traditionellen weiblichen Rollenverhalten, so hat Beate Schultz-Zehden festgestellt, leiden unter ausgeprägten psychischen Wechseljahrbeschwerden. Wenn die Kinder «flügge» werden, fühlen sich viele Frauen plötzlich unnütz und leer. Eine berufstätige Frau orientiert sich weniger über die Familie, ist oft auch so stark engagiert, dass sie sich um die Wechseljahre kaum Gedanken macht.

Lebensmitte: Zeit der Neuorientierung

Die Zeit um das 50. Lebensjahr herum erleben die meisten Menschen als eine Übergangsphase. Falten und graue Haare lassen sich nicht mehr verbergen – man muss sich mit dem Älterwerden auseinander setzen. Und: Für Frauen bedeutet diese Zeit das Ende der biologischen Fruchtbarkeit.

Auch innerhalb der Familie ist jetzt möglicherweise einiges im Umbruch:

Vielleicht kommen die Eltern in ein Alter, in dem sie hilfsbedürftig werden oder sterben. Und die Kinder sind dabei, sich abzunabeln, ziehen aus – und man ist plötzlich mit dem Partner allein. Oder man trennt sich nach vielen gemeinsamen Jahren vom Partner. Eventuell kann auch eine berufliche Neuorientierung anstehen.

Vieles, das jahrelang Bestand hatte, ist im Umbruch – das kann verunsichern und Angst machen.

7

**Abschied
und
Aufbruch**

Ohne Abschied gibt es keinen Aufbruch

Laut Psychologin Ingrid Riedel vollziehen sich Lebensübergänge in drei Stufen:

- Abschiednehmen vom Bisherigen
- Durchgangsstadium
- Ankommen im Neuen und Integrieren des Bisherigen auf der neuen Ebene.

«Keines dieser Stadien ist ohne Bewältigung des Vorherigen zu erreichen. Wir können im Neuen nicht ankommen, begreifen seine Chancen und Möglichkeiten nicht, nehmen sie nicht wahr, wenn wir den Abschied vom Alten und den schwierigen, schwangerschaftsähnlichen Zwischenzustand nicht

---

Wendezeit

Jetzt heissts flexibel sein

«Je intensiver sich ein Mensch auf die Wendezeiten einlassen kann, desto flexibler wird er und umso fähiger, die einzelnen Schwellen zu einem fruchtbaren Prozess zu gestalten. Wer immer sich am Status quo festklammert, kann das nur durch eine mehr oder weniger grosse Erstarrung tun. Es ist auffällig und erschütternd, wie oft Menschen nach einer unbewältigten Wendezeit sich noch mehr versteifen als bisher. Die Ängste, die im Aufbruch fühlbar wurden, führen, wenn sie nicht aufgefangen werden, zu einem noch mehr absichernden und damit verhärteten Lebensstil.»

(Aus: Irène Kummer «Wendezeiten im Leben der Frau»)

---

ertragen, den Durchgang nicht vollzogen haben», schreibt sie.

Und die Psychotherapeutin und Lehranalytikerin Irène Kummer weist in ihrem Buch «Wendezeiten im Leben der Frau» darauf hin, dass die grossen Schwellen und Wendepunkte immer auch Krisen sind. ««Krisis› heisst ‹Scheidung›, ‹Entscheidung›. Die Krise ist also immer eine Lösung von einer alten Gestalt und damit die Chance, sich neu zu formen.»

Die Lebensmitte bringt für viele Menschen ein verändertes Zeiterleben mit sich. Da manche Ziele erreicht sind, richten sie ihr Leben weniger auf die Zukunft aus. Es geht jetzt oft darum, bereits Erreichtes zu erhalten, zu vertiefen und zu geniessen. Gleichzeitig wird einem bewusst, dass das Leben nicht endlos ist. Beides kann dazu führen, dass man die Gegenwart intensiver erlebt. Das Leben kann an Tiefe gewinnen.

Fruchtbarkeit: Nicht auf Kinder beschränkt

Die einen Frauen sind froh darüber, wenn die monatlichen Blutungen aufhören. Sie fühlen sich befreit: Endlich keine Pille mehr schlucken, Schluss mit dem Diaphragma oder anderen Verhütungsmethoden. Keine Schmerzen mehr vor und während der Periode...

Andere Frauen sind traurig darüber, wenn die Menstruation aufhört. Sie vermissen den regelmässig wiederkehrenden monatlichen Zyklus.

Das Ende der biologischen Fruchtbarkeit kann tatsächlich ein schmerzliches Ereignis sein. Viele Frauen sind traurig, wenn sie merken, dass sie definitiv keine Kinder mehr haben können. Selbst für Frauen, die keinen Nachwuchs mehr möchten, kann dies einschneidend sein. Denn jetzt ist es endgültig.

Auch kinderlose Frauen kann es aus der Bahn werfen, wenn sie erkennen, dass ihre biologische Uhr abläuft. Dies vor allem, wenn sie eine Schwangerschaft immer wieder auf später verschoben haben – jetzt ists zu spät.

Es ist wichtig, dass Sie die Trauer, die mit dem Ende der biologischen Fruchtbarkeit zusammenhängt, zulassen und bewusst Abschied nehmen. Machen Sie sich aber unbedingt klar, dass Sie eine vollwertige Frau bleiben und viele Möglichkeiten haben, ein erfülltes Leben zu führen.

Die Fruchtbarkeit und Mütterlichkeit einer Frau beschränkt sich nicht darauf, Kinder zu bekommen und aufzuziehen. Für Frauen ohne Kinder kann es eine Hilfe sein, wenn sie sich fragen: Wo war ich in meinem bisherigen Leben fruchtbar oder mütterlich?

Neue Formen der Fruchtbarkeit leben

Sie können weiterhin fruchtbar sein – nur in einer anderen Form: Das heisst zum Beispiel, dass Sie nun die Erfahrungen, die Sie im bisherigen Leben gesammelt haben, fruchtbar machen (siehe auch Kasten unten).

■ Beleben Sie Ihre schöpferische Potenz, Ihre Begabungen und Fähigkeiten, die bis anhin nicht zum Tragen gekommen sind

Frauen-Power

Energieschub in der zweiten Lebenshälfte

Die Psychologin Ingrid Riedel weist auf eine weitere Form der Fruchtbarkeit in der zweiten Lebenshälfte von Frauen hin:

«Vergessen wir auch nicht, dass die bedeutenden Frauen in Kultur, Politik, Psychotherapie nahezu alle in diesem Lebensalter sind beziehungsweise waren, als sie sich einen Namen machten. (...) Neben einem wachsenden Verantwortungsbewusstsein für öffentliche Belange, demgemäss sich relativ viele Frauen dieses Alters politisch betätigen (...), findet sich jenseits des Klimakteriums gleichsam ein wachsendes Verantwortungsbewusstsein für die Innenwelt, ein verstärktes psychologisches und auch spirituelles Interesse.»

Ein paar Beispiele: Die Zürcher Politikerin Emilie Lieberherr, die israelische Politikerin Golda Meir, Marga Bürig, eine Theologin und ehemalige Co-Präsidentin des Ökumenischen Rates der Kirchen, die Krimiautorin Donna Leon oder auch die ehemalige Sexberaterin des «Blick», Marta Emmenegger.

(Aus: Ingrid Riedel «Die gewandelte Frau»)

und die bestimmt auch in Ihnen schlummern.

■ Fangen Sie eine neue Ausbildung an, lernen Sie Fremdsprachen oder nehmen Sie ein Hobby in Angriff, für das Ihnen bis jetzt die Zeit gefehlt hat.

■ Vielleicht reizt es Sie, wieder berufstätig zu sein. Oder Sie übernehmen eine interessante Aufgabe im sozialen Bereich.

Familie: Abschied von der Mutterrolle

Oft fällt die Zeit der Wechseljahre zusammen mit dem Flüggewerden der Kinder, sie gehen ihre eigenen Wege und verlassen das Elternhaus. Auch hier heisst es Abschied nehmen. Gleichzeitig entstehen neue Freiräume.

Die Mehrheit der Frauen registriert durchaus Vorteile, wenn die Kinder aus dem Haus gehen. Die heute 50-jährigen Frauen idealisieren die Mutterschaft weniger. Dies vereinfacht die neue Situation. Wer den Verlust der klassischen Mutterrolle beklagt, hat meist stärkere Wechseljahrbeschwerden.

Neue Ziele

Zeit zum Nachdenken

Nehmen Sie sich jetzt genügend Zeit für sich. Versuchen Sie, sich klar zu werden über Ihre Gefühle, Ihre Vergangenheit, Ihre Vorstellungen und Wünsche für die Zukunft. Was möchten Sie verwirklichen, wovon gilt es Abschied zu nehmen?

Haben Sie neue Ziele und Aufgaben gefunden, die Sie reizen? Versuchen Sie unbedingt, diese zu verwirklichen.

Partnerschaft: Frauen entdecken neue Freiräume

Ohne Kinder im Haus verändert sich auch die Partnersituation. Das Ehepaar wird wieder zum «Partnerpaar».

Aufmüpfigere Frauen können die Partnerschaftsdynamik verändern. Sie sind nicht mehr so pflegeleicht. Während Frauen in dieser Zeit oft ihre aktive Seite, ihre Kraft und Eigenständigkeit stärker entwickeln, entdecken Männer um die 50 oftmals ihre unterdrückte weibliche Seite. Sie werden zärtlicher und häuslicher. (Mehr dazu im Kapitel «Männer und Wechseljahre»). Diese neuen Gegebenheiten können sowohl eine Bereicherung sein und die Partnerschaft beleben, aber auch zu Konflikten führen.

Gelingt es den Partnern nicht, sich auf die neue Situation einzustellen, führt dies in einigen Fällen zu einer Trennung. 50-jährige Frauen sind heute finanziell oft unabhängig und nicht mehr bereit, in einer unbefriedigenden Partnerschaft auszuharren. Deshalb wagen sie in dieser Phase oft einen Neuanfang.

In diesem Lebensabschnitt kommt es auch häufig vor, dass die Eltern hilfsbedürftig oder krank werden. Sie brauchen Pflege und Zuwendung. Auch das kann die Partnerschaft verändern.

Man überdenkt die Beziehung zu den Eltern, lässt alte Muster los, begegnet ihnen neu. Auch der Tod der Eltern kann in diese Phase fallen. Dann heisst es erneut, sich lösen und Abschied nehmen.

Rücksicht nehmen ist passé

Haben Sie – wie viele andere – festgestellt, dass Sie plötzlich aktiver, initiativer und weniger angepasst sind? Vielleicht haben Sie bereits entsprechende Bemerkungen aus Ihrem Freundeskreis zu hören bekommen.

Die Ursache kann hormonell bedingt sein, indem durch den sinkenden Östrogenspiegel die männlichen Hormone stärker in den Vordergrund treten. Die für Sie positive Entwicklung kann aber auch einfach daran liegen, dass Sie aufgrund Ihrer Rolle in der Familie diesen Teil der Persönlichkeit bisher weniger leben konnten. Sie nutzen nun diese neue Freiheit und entwickeln verstärkt auch Ihre männliche Seite.

Manche Frauen realisieren jetzt, dass sie sich immer angepasst haben. Sie möchten für den Rest des Lebens mehr sich selber sein, ihre Bedürfnisse leben. Auch wenn diese neuen Seiten Sie und Ihre Umgebung verunsichern: Versuchen Sie, zu sich selbst zu stehen. Es ist höchste Zeit, sich nicht mehr nur nach den anderen zu richten, sondern auf sich zu hören. Jetzt besteht die Chance, Charaktereigenschaften, die Sie bisher unterdrückt haben, zu fördern.

Angst vor dem Altern? Jugend ist nicht alles!

Die Konfrontation mit Alter und Tod wirft oft Fragen auf nach dem eigenen Alter und dem eigenen Tod. Dies kann Ängste auslösen. In den Wechseljahren endet die biologische Fruchtbarkeit, die körperliche Schönheit lässt nach, die Haut wird schlaffer. All dies führt einem klar vor Augen: Ich kann nicht ewig jung bleiben.

Je wichtiger Jugendlichkeit und gutes Aussehen für das Selbstwertgefühl ist, desto schwieriger ist das Älterwerden. Heute sind viele Frauen berufstätig und erfahren in ihrer Arbeit Anerkennung und Wertschätzung. Andererseits leben wir in einer Gesellschaft, die Jugendlichkeit stark überbewertet.

Auch für selbstbewusste Frauen ist es nicht immer einfach, sich dem Druck des Jungbleibens zu entziehen. Solange es geht, versuchen wir, das Altern zu verdrängen. Doch die Menopause konfrontiert uns unbarmherzig damit. Das kann auch eine Hilfe sein. Denn ein Gleichgewicht auf einer neuen Ebene kann nur finden, wer vom Alten Abschied genommen hat und nichts verdrängt.

Sich selber akzeptieren – auch mit Falten im Gesicht

Arbeiten Sie daran, eine neue Sicht, ein neues Verhältnis zu Ihrem Körper zu gewinnen. Natürlich braucht es einige Anstrengungen, sich von den Schönheitsnormen zu befreien, die uns Werbung und Mode vorgeben.

7

Abschied und Aufbruch

95

Versuchen Sie einmal Folgendes, es kann Ihnen helfen: Nehmen Sie ein Bild einer sympathischen alten Frau, die Sie achten, zur Hand. Betrachten Sie dieses Gesicht ganz unvoreingenommen. Ist es nicht schön?

Je älter wir werden, umso mehr wird der Körper von unseren Erfahrungen, von unserem Ich geprägt. Die Persönlichkeit tritt immer stärker in den Vordergrund und wiederspiegelt sich in der Körperhaltung, in unserem Gesichtsausdruck, in den Falten.

Der Körper macht jetzt vermehrt auf sich aufmerksam. Er braucht mehr Pflege, mehr und liebevolle Zuwendung. Dazu gehört auch, dass Sie sich ab und zu etwas Ruhe gönnen, sich genügend und lustvoll bewegen, sich gesund und mit Genuss ernähren. Vergessen Sie nicht: Das Leben geniessen, offen sein für Neues – das ist immens wichtig.

Aggressionen

Energie bündeln und positiv nutzen

Wenn Sie sich gereizt oder aggressiv fühlen, versuchen Sie diese Energie positiv, für Ihre Projekte zu nutzen. Organisieren Sie Anlässe, treten Sie einem Verein bei, oder machen Sie bei einer Hilfsorganisation mit. Hilfreich, um diese Energien zu fokussieren, sind auch asiatischer Kampfsport und Meditation. Kurse gibt es praktisch in allen Städten.

Wenn es Ihnen nicht gelingt, diese Energie zu bündeln, sie zu konzentrieren, dann setzen Sie sie am besten in körperliche Betätigung um: Arbeiten Sie im Garten, im Haushalt, streichen Sie den Keller, treiben Sie Sport, bewegen Sie sich an der frischen Luft.

Psychische Probleme: Wo Sie Hilfe finden

Vielleicht tauchen in dieser Übergangszeit psychische Probleme auf, die Sie nicht allein bewältigen können. Oder Sie suchen ein Mittel, das einzelne Symptome erträglicher macht. Es gibt verschiedene Möglichkeiten, die Ihnen helfen können. Eventuell müssen Sie mehrere ausprobieren.

Beratung und Therapie
■ **Gespräche, Selbsthilfegruppen, Psycho- oder Partnertherapie, Berufs- oder Laufbahnberatung:** Es kann sehr motivierend sein, mit anderen Frauen die Probleme zu bereden. Scheuen Sie sich nicht, Hilfe bei einer Fachperson zu holen, wenn Sie anders nicht weiterkommen.

Am besten erkundigen Sie sich bei den entsprechenden Berufsverbänden. Adressen finden Sie im Anhang auf Seite 119.

Bewegung
Sie wirkt sich positiv aus aufs Gemüt, baut Stress ab. Besonders günstig ist es, wenn Sie sich an der frischen Luft bewegen. Die Natur ist Balsam für die Seele, und Licht hat einen antidepressiven Effekt.

Ernährung
■ **Vitamin B$_1$** ist besonders wichtig für den Hirnstoffwechsel. Es ist enthalten in Vollkorngetreide, Haferflocken, Nüssen, Hülsenfrüchten, Soja, Grünkohl, Knäckebrot und unpoliertem Reis.

■ **Magnesium** wirkt ausgleichend auf Psyche und Nervensystem. Essen Sie deshalb Vollkorngetreide, Haferflocken, Nüsse, Hülsenfrüchte, grünes Gemüse und Salat, Obst, Milchprodukte, Kartoffeln, Fleisch und Fisch.

■ **Zink** liefern Käse, Fleisch, Geflügel (Hühnerleber, Truthahn) und Fisch (Sardellen, Aal, Felchen); aber auch Getreideprodukte, Linsen, Mais und Haferflocken.

Achten Sie darauf, dass Sie regelmässig essen, um den Blutzucker konstant zu halten.

(Mehr zum Thema Ernährung im Kapitel «Wallungen», Seite 43.)

Wasser und Licht

■ **Licht:** Kann sich günstig auswirken bei depressiven Verstimmungen. Die einfachste Möglichkeit: Halten Sie sich viel im Freien auf. Es gibt auch spezielle Lampen für Lichttherapien.

■ **Wasseranwendungen:** Auch Wechselduschen, kalte Güsse (siehe auch Kapitel «Hitzewallungen», Seite 44), Wassertreten oder Wechselfussbäder können Ihre Psyche positiv beeinflussen (siehe Kapitel «Gesund bleiben», Seite 78.)

Entspannung

Es gibt verschiedene Methoden, um sich zu entspannen und das innere Gleichgewicht wieder zu finden. Am besten lernen Sie dies unter fachlicher Anleitung in einem entsprechenden Kurs.

■ **Autogenes Training:** Mittels Autosuggestion lernen Sie, den Körper zu entspannen.

■ **Muskelentspannung nach Edmund Jacobson:** Bei dieser Methode lernen Sie, verschiedene Muskelgruppen nacheinander fest anzuspannen und dann zu entspannen. Das Anspannen erleichtert das Entspannen danach.

■ **Meditation:** Hier lernen Sie, die Gedanken loszulassen und dadurch einen Zustand tiefer Entspanntheit, geistiger Leere und Klarheit zu erreichen.

■ **Yoga:** Es gibt verschiedene Formen. Bei uns handelt es sich meist um Hatha-Yoga. Dabei stehen Körper- und Atemübungen im Vordergrund. Hatha-Yoga dehnt und kräftigt die Muskeln und hat einen günstigen Einfluss auf das vegetative Nervensystem.

■ **Atemtherapie:** In unserer Zivilisation atmen die meisten Men-

Depressionen

Wenn das Leben zur Last wird

Man unterscheidet zwischen Depression und depressiven Verstimmungen:

Eine Depression ist eine ernste psychische Krankheit, gekennzeichnet durch eine lähmende Teilnahmslosigkeit und Niedergeschlagenheit, die durch äussere Einflüsse oder den eigenen Willen kaum zu beeinflussen ist. Nichts macht mehr Freude. Am Morgen leidet man meist stärker als abends. Wenn diese Symptome über längere Zeit anhalten, sollten Sie einen Arzt einschalten.

In den Wechseljahren sind Depressionen nicht häufiger als in anderen Lebensphasen.

Depressive Verstimmungen sind weniger schwerwiegend. Kurzzeitig sind Gefühle von Niedergeschlagenheit, Trauer, Lustlosigkeit oder Gereiztheit vorhanden. Die Betroffenen erleben die Lage jedoch nicht als völlig hoffnungslos, Handeln ist zwar erschwert, aber noch möglich.

schen zu flach. In der Atemtherapie lernen Sie, auf den Atem zu achten und nach bestimmten Techniken zu atmen. Dies entspannt und beruhigt. Es gibt verschiedene Schulen.

■ **Tai-Chi, Qi Gong:** Beide Bewegungsmethoden stammen aus dem alten China. Qi und Chi bedeuten Lebensenergie. Bei beiden Methoden lernen Sie, richtig zu atmen, die Energie im Bauch zu zentrieren und von diesem Zentrum aus zu handeln. Die Übungen gleichen die Energien in den Energieleitbahnen aus. Sie kräftigen den Körper und entspannen. Die Muskeln werden gedehnt und flexibel, die Gelenke geschmeidig.

Pflanzen

Manche Pflanzen können psychische Wechseljahrsymptome lindern. Man kann sie für Tees oder für Bäder verwenden. Es gibt auch Fertigpräparate. Experimentieren Sie nicht einfach drauflos, sondern lassen Sie sich in der Apotheke oder Drogerie beraten.

Tipp

Tee hebt die Stimmung

Gegen Stimmungstiefs in den Wechseljahren hilft folgender Tee. Nehmen Sie zu gleichen Teilen:

■ Enzianwurzel, Hibiskusblüten, Majoranblätter, Basilikumblätter, Hagebutten und Zitronenschale.

■ Geben Sie 4 Esslöffel in 1 Liter kaltes Wasser, aufkochen, 1 Minute kochen lassen, 10 Minuten ziehen lassen, absieben.

■ **Traubensilberkerze** (Wanzenkraut, Cimicifuga): Hilfreich bei Stimmungsschwankungen, Reizbarkeit, Antriebs- oder Lustlosigkeit, Nervosität, Schlafstörungen und depressiven Verstimmungen.

■ **Johanniskraut:** Hilft bei Angst, depressiver Verstimmung, nervöser Unruhe und Schlafstörungen. Vorsicht: Johanniskraut vermindert die Wirkung von Blut verdünnenden Medikamenten und Herzmitteln und kann Sonnenallergie auslösen.

■ **Ginseng:** Hilft gegen Konzentrationsschwierigkeiten und Müdigkeit. Es gibt grosse Qualitätsunterschiede. Am besten sind standardisierte Präparate. Nehmen Sie Ginseng nicht zusammen mit koffeinhaltigen Getränken ein.

■ **Baldrian:** Wirkt ausgleichend auf das Nervensystem, beruhigend und Schlaf fördernd.

■ **Hopfen:** Wirkt beruhigend und Schlaf fördernd.

■ **Melisse:** Wirkt beruhigend und Schlaf fördernd.

■ **Passionsblume:** Wirkt beruhigend, krampflösend, hilft bei Einschlafschwierigkeiten.

■ **Saathafer** (Avena sativa): Gibt Energie, ist aufbauend, stimmungsaufhellend, lindert Schlaflosigkeit und wirkt je nach Dosierung anregend oder beruhigend.

■ **Lavendel:** Stimmungsausgleichend, beruhigend bei nervösen Spannungszuständen.

■ **Rosmarin:** Wirkt aufmunternd, anregend. Hilft auch bei Gedächtnisschwäche. Nicht verwenden, wenn Sie unter hohem Blutdruck leiden.

Traditionelle chinesische Medizin (TCM):

Nach Auffassung der traditionellen chinesischen Medizin verstärken verdrängte negative Gefühle (Wut, Frustration) die Wechseljahrsymptome. Ein Mangel an Nieren- und Leber-Chi kann ausserdem bewirken, dass Sie sich chronisch niedergeschlagen und hoffnungslos fühlen. Wenn Sie diese Symptome durch TCM beheben möchten, wenden Sie sich am besten an eine Fachperson. (Näheres zu TCM lesen Sie im Kapitel «Hitzewallungen», Seite 41. Adressen finden Sie im Anhang.)

Homöopathie

Sie kann bei wechseljahrsbedingten psychischen Schwierigkeiten helfen. Eine Fachperson kann das passende Mittel finden (siehe auch Kapitel «Hitzewallungen», Seite 41).

Bachblüten

Die Heilpraktikerin und Mitgründerin des Genfer rauengesundheitszentrums, Rina Nissim, empfiehlt folgende Bachblütenessenzen:

- **Walnuss und Geissblatt:** Helfen in Zeiten des Wandels und bei Veränderungen.
- **Heckenrose:** Ist hilfreich bei depressiven Verstimmungen.
- **Kirschpflaume:** Mildert Stimmungsschwankungen und Wutanfälle.
- **Springkraut (Impatiens):** Behebt Ungeduld und Reizbarkeit.
- **Ulme, Rote Kastanie:** Reduzieren die Gefahr, die Beherrschung zu verlieren.

Medikamente

Vorsicht mit Psychopharmaka!

Bei depressiven Verstimmungen, Stimmungsschwankungen und anderen Symptomen, wie sie im Rahmen der Wechseljahre auftreten, sind Psychopharmaka nicht nötig. Was betroffenen Frauen hier hilft, sind nicht Medikamente, sondern eine Selbsthilfegruppe oder eine Therapie, die ihnen Gespräche, Zuwendung und Hilfe anbietet, ihren Weg zu finden.

Bei Psychopharmaka, ob Tranquilizer (Beruhigungsmittel), Antidepressiva oder Neuroleptika (Medikamente, die Erregung und Aggressivität hemmen und das vegetative Nervensystem beeinflussen), besteht die Gefahr, abhängig zu werden. Die einzelnen Mittel haben zum Teil starke Nebenwirkungen. Psychopharmaka sind Medikamente für schwere psychische Störungen, so genannte Psychosen. Wer darunter leidet, gehört in fachärztliche oder psychotherapeutische Behandlung.

- **Gefleckte Gauklerblume, Espe, Rote Kastanie oder Gelbes Sonnenröschen:** Helfen bei Angstzuständen.

Hormone

Östrogene helfen oft bei starken Stimmungsschwankungen. Ob sie auch gegen depressive Verstimmungen helfen, ist jedoch umstritten: Bisher konnte kein direkter Zusammenhang zwischen dem Östrogenspiegel und depressiven Symptomen nachgewiesen werden. Wenn man sich psychisch besser fühlt, beruht das nach heutigen Erkenntnissen eher auf der positiven Wirkung der Östrogene auf Hitzewallungen und Schlaf als auf einem direkten Einfluss des Hormons auf die Psyche.

8 Sexualität
Ein erfülltes Liebesleben

Wer glaubt, dass Frauen nach den Wechseljahren zu asexuellen Wesen mutieren, liegt absolut falsch. Frau bleibt Frau – auch nach der Menopause. Die Lust kennt keine Altersgrenze. Studien belegen sogar: Ab 50 macht Sex am meisten Spass!

Manche Frauen empfinden die Menopause als befreiend für ihre Sexualität – endlich nicht mehr verhüten. Andere haben seit längerer Zeit ein unbefriedigendes Sexualleben und nehmen die Menopause zum Vorwand, endlich nicht mehr zu müssen. Wieder andere Frauen stellen fest, dass ihr Partner immer weniger Lust hat. Das sexuelle Erleben ist also auch in diesem Lebensabschnitt sehr individuell.

Viele Frauen befürchten, nicht mehr genügend attraktiv zu sein. Zwar halten sie selbst sich in den Wechseljahren oder nach der Menopause meist für genauso anziehend. Sie nehmen aber an, dass andere das nicht so sehen.

Vorurteil der Gesellschaft
Die Psychologin Beate Schultz-Zehden arbeitet seit 1993 an der Freien Uni Berlin. Sie führte eine Studie über psychosoziale Menopauseforschung durch und stellte fest:
- 70 Prozent der befragten Frauen glauben, dass sich ihre Attraktivität mit Beginn der Wechseljahre nicht verändert hat.
- 5 Prozent fühlen sich attraktiver.
- 73 Prozent sehen sich in ihrer Weiblichkeit nicht beeinträchtigt.
- 53 Prozent der Frauen hingegen fühlen sich von der Gesellschaft abgewertet.

Fazit: Es handelt sich hauptsächlich um gesellschaftliche Vorurteile, wenn jemand behauptet, Frauen seien in Sachen Sexualität und Attraktivität nach der Menopause auf dem Abstellgleis. Nimmt man den Durchschnitt aller Auskünfte der Umfrage unter Frauen, lautet das Ergebnis: Ich bin nicht weniger attraktiv als mit 30 Jahren. Lassen Sie sich also nicht von anderen Ansichten beeindrucken.

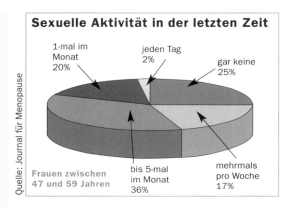

Wunsch nach sexuellen Kontakten

bis 5-mal im Monat 45%
mehrmals pro Woche 31%
jeden Tag 1%
gar keiner 13%
1-mal im Monat 11%

Frauen zwischen 47 und 59 Jahren

Sexuelle Aktivität in der letzten Zeit

1-mal im Monat 20%
jeden Tag 2%
gar keine 25%
bis 5-mal im Monat 36%
mehrmals pro Woche 17%

Frauen zwischen 47 und 59 Jahren

Quelle: Journal für Menopause

Die Lust bleibt erhalten

Tatsache ist: Die Genussfähigkeit von Frauen, die sexuell aktiv bleiben, ist mit dem Ende der Menstruation nicht eingeschränkt.

Prof. Dr. Hans Peter Rosemeier, Leiter der Abteilung für Medizinische Psychologie an der Freien Universität Berlin, führte zusammen mit Yukiko Nave eine Studie mit 104 Frauen zwischen 47 und 59 Jahren durch.

■ 45 Prozent wünschen sich bis fünfmal im Monat sexuellen Kontakt

■ 31 Prozent mehrmals pro Woche

■ 1 Prozent gar täglich

■ 13 Prozent haben gar keine sexuellen Bedürfnisse

■ 2 Prozent waren in der letzten Zeit täglich mit ihrem Partner sexuell aktiv, 17 Prozent mehrmals pro Woche und 36 Prozent bis zu fünfmal im Monat

■ 25 Prozent hatten in der letzten Zeit gar keinen sexuellen Verkehr.

(Siehe Grafiken links.)

Lust & Liebe

Ab 50 macht Sex am meisten Spass

Den besten Sex haben Frauen über 50 mit guter Schulbildung. Sie interessieren sich am meisten für sexuelle Beziehungen. Sie haben am häufigsten Orgasmen, am meisten Lust und Freude beim Sexualkontakt und am wenigsten Angst zu versagen. Zu diesem Ergebnis kommt eine 1999 veröffentlichte Studie in den USA.

Auch mit 80 ist die Liebe noch schön

Einer lustvollen Sexualität steht auch im Alter nichts im Wege. Bis 80 hat die Mehrheit der Männer und Frauen, die in einer Partnerschaft leben, noch Geschlechtsverkehr. Danach sind zumindest Zärtlichkeiten und Petting wichtig. Bis zu 40 Prozent der Frauen und 72 Prozent der Männer über 80 befriedigen sich noch selbst. Dies ist durch mehrere medizinische Studien belegt.

Die Kriterien, einen Partner auszuwählen, ändern sich für die meisten Frauen, wenn die Möglichkeit des Kinderkriegens Vergangenheit ist. Diese Frauen legen jetzt vermehrt Wert darauf, dass der Partner jugendlich wirkt, attraktiv und sexuell anziehend ist. Mit zunehmendem Alter wünschen sich viele Frauen einen jüngeren Mann. Das hat der Wiener Professor Karl Grammer in einer Studie festgestellt.

8
Sexualität

Schmerzen beim Sex: Das muss nicht sein

Jahre nach der Menopause verändern sich – bedingt durch den Östrogenabfall und das Altern – allmählich Scheide, Schamlippen, Klitoris und Schleimhaut:

■ Die Produktion der Scheidenflüssigkeit lässt nach. Es dauert länger, bis die Scheide feucht wird. Oder sie wird gar nicht mehr feucht.

■ Die Scheidenschleimhaut wird allmählich dünner und trockener. Dadurch ist sie schmerzempfindlicher und verletzlicher. Dies kann zu Juckreiz, Brennen, dem Gefühl von Wundsein, Schmerzen oder zu Blutungen beim Geschlechtsverkehr führen.

■ Die Scheide kann an Elastizität verlieren.

■ Die Scheidenmuskulatur erschlafft.

■ Es kann länger dauern, bis die Klitoris auf Berührungen reagiert. Klitoris und Schamlippen können schmerzempfindlicher werden.

■ Die Schamlippen werden allmählich dünner.

■ Eine Gebärmuttersenkung kann das sexuelle Empfinden stören (siehe Kapitel «Gesund bleiben», Seite 69).

All dies kann – muss aber nicht zwangsläufig – zu Schmerzen beim Geschlechtsverkehr führen. Etwa jede dritte Frau hat nach der Menopause Probleme mit der Scheide – besonders dann, wenn bei ihr die Eierstöcke entfernt werden mussten.

Bei einigen Frauen können diese Probleme auch schon während der Wechseljahre auftreten. Dies kann mit der hormonellen Umstellung und mit den stark schwankenden Hormonspiegeln zusammenhängen und sich nach den Wechseljahren von alleine wieder normalisieren.

Hitzewallungen und Schlafstörungen können die Sexualität ebenfalls beeinträchtigen. Was Sie dagegen unternehmen können, lesen Sie in den Kapiteln «Hitzewallungen» und «Gesund bleiben».

Das hilft gegen trockene Scheide

Wenn Sie zu den Frauen gehören, die Schmerzen beim Geschlechtsverkehr haben, sollte das kein Grund sein, nicht mehr mit Ihrem Partner zu schlafen, nur weil die Scheide zu trocken ist. Oft können dagegen einige ganz einfache Massnahmen helfen:

■ Viel Zärtlichkeit und Zeit, phantasievolleres Liebesspiel, längeres Vorspiel, andere Sexualpraktiken. Sprechen Sie mit Ihrem Partner darüber. Vielleicht lieben Sie sich nicht mehr so häufig wie früher, dafür länger. Geniessen Sie das zärtliche Zusammensein, statt Orgasmen zu zählen.

■ Regelmässige sexuelle Aktivität – egal ob mit einem Partner, einer Partnerin oder allein – sorgt dafür, dass die Vagina besser durchblutet ist und schneller feucht wird. Sind Sie aktiv, hält das die Scheide länger jung und steigert Ihre sexuelle Lust (siehe auch Seite 106).

■ Viel Bewegung hilft ebenfalls. Wenn die Beckenorgane gut durchblutet sind, wird die Scheide leichter feucht. Speziell positiv wirken Beckenbodentraining (siehe Kapitel «Gesund bleiben», Seite 69 ff.), Yoga, Bauchtanz und Tai-Chi.

■ Beckenbodenübungen kräftigen auch die Scheidenmuskulatur.

■ Hydrotherapie regt ebenfalls die Durchblutung an. Empfehlenswert sind warme Sitzbäder mit Ringelblume (Wasser bis zur Nabelhöhe).

■ Achten Sie darauf, dass Ihre Nahrung genügend Vitamin E und ungesättigte Fettsäuren enthält. Nehmen Sie zum Beispiel täglich nach dem Essen 1 Teelöffel Weizenkeimöl ein. Bauen Sie pflanzliches Östrogen (Phytoöstrogene) in den Speiseplan ein (siehe Kapitel «Hitzewallungen», Seite 36).

■ Geben Sie regelmässig morgens und abends Öl aus einer Vitamin-E-Kapsel auf die Vulva (zu kaufen in Apotheken und Drogerien), Sie können auch Nachtkerzen-, Weizenkeim-, Oliven- oder Borretschöl verwenden.

Gleitmittel

■ Gleitmittel verhindern Schmerzen beim Geschlechtsverkehr: Öl aus einer Vitamin-E-Kapsel (siehe oben), Nachtkerzen-, Weizenkeim-, Oliven- oder Borretschöl vor dem Liebesspiel auf die Vginaöffnung oder in die Vagina geben. Manchmal genügt auch Speichel.

Sie können auch gekaufte Gleitmittel verwenden: Cold Cream (Basissalbe ohne Beimischung, in

Gleitmittel

Ein Rezept für die Liebe

Sie können sich in der Apotheke ein Gleitmittel mischen lassen: Heilpraktikerin Rina Nissim empfiehlt in ihrem naturheilkundlichen Handbuch «Wechseljahre Wechselzeit» folgende Zusammensetzung:

100 g Feuchtigkeitssalbe
5 g Rizinusöl
1 g ätherisches Niaouli
1 g ätherisches Zypressen- oder Muskatellersalbeiöl
2,5 g Chamomilla-coctum-Öl
1 g ätherisches Zitronenöl

Diese Pflanzen vereinen folgende Eigenschaften: Sie mindern Juckreiz, wehren Viren und Pilze ab, stärken die Abwehrkräfte, sind antibakteriell, östrogen-ähnlich und geruchsbindend. In manchen Apotheken sind nach diesem Rezept hergestellte Zäpfchen erhältlich. Oder fragen Sie in der Apotheke nach Eigenpräparaten.

Apotheken erhältlich), Lubo, Cosano-Gel (Migros).

Wichtig: Falls Sie Präservative verwenden, darf das Gleitmittel dieses nicht beschädigen! Erkundigen Sie sich in der Apotheke, denn einige Gleitmittel greifen den Gummi an.

Östrogen

Wenn Sie Östrogen nur gegen Scheidentrockenheit brauchen, genügt es, dieses lokal und in niedriger Dosis anzuwenden. Eine hohe Dosierung, wie sie in Hormontabletten, -pflastern oder in einigen Gel-Produkten vorhanden ist (Linoladiol), ist überflüssig.

Lokal angewandtes Östrogen hilft nicht nur gegen Scheidentrockenheit, es erhöht auch die Spannkraft der Scheidenmuskulatur.

Enthält die Vaginalcreme oder das Zäpfli oder Gel Östradiol, gelangt das Östrogen über die Schleimhaut auch ins Blut. Beim Östrogen Östriol ist dies hingegen kaum der Fall.

Wichtig: Verwenden Sie östrogenhaltige Vaginalcreme, -zäpfli oder -gel nicht als Gleitmittel. Es besteht nämlich die Gefahr, dass das Östrogen auch ins Blut Ihres Partners gelangt.

Partnerschaft: Offen über Probleme reden

Wichtig für die Sexualität in dieser Lebensphase ist Ihre Partnersituation. Sie spielt sogar eine viel grössere Rolle als körperliche Probleme.

■ Wichtig ist, dass Sie mit Ihrer Partnerschaft zufrieden sind. Mit der Zeit schleicht sich Routine ein, und die gegenseitige Anziehungskraft nimmt ab. Bringen Sie wieder Leben in Ihre Beziehung.

■ Nicht nur Frauen haben Angst, zu wenig attraktiv zu sein – Männer in diesem Alter sind oft genauso verunsichert. Ist das bei

Infektionen der Scheide

Im warmen, feuchten Klima fühlen sich Pilze wohl

Wenn die Scheidenschleimhaut nicht mehr so widerstandsfähig ist, können vermehrt Infektionen auftreten – sei es durch Bakterien, Pilze, Viren oder Protozoen (Einzeller). **Anzeichen dafür sind:** Vermehrter Ausfluss, der Urin hat sich farblich verändert, Geruch, Juckreiz, Brennen am Scheidenausgang. Wenden Sie sich bei diesen Symptomen an Ihre Ärztin.

Wenns nicht bessert, zur Ärztin

Weisser, krümeliger Ausfluss ist meistens ein Anzeichen für eine Pilzinfektion. Als Sofortmassnahme können Sie bei den ersten Anzeichen ein Sitzbad mit Ringelblumen, Thymian, Kamille oder Fenchelsamen machen. Falls es nach zwei Tagen nicht bessert oder die Pilzinfektion immer wieder auftaucht, sollten Sie zur Ärztin gehen. Sie verordnet Tabletten, Cremen oder Zäpfchen.

Um Scheiden-Infektionen vorzubeugen, sollten Sie auf folgendes achten:
■ Tragen Sie Hosen, die im Schritt nicht zu eng sind. Wählen Sie Unterwäsche aus Naturfasern, die sich bei mindestens 60 Grad waschen lassen.
■ Waschen Sie sich im Intimbereich nicht mit Seife und Duschgel, verzichten Sie auf Scheidenspülungen, verwenden Sie keine parfümierten Intimsprays.

Auch das hilft bei leichten Infektionen:
■ Jeweils am Abend 1 Teelöffel Joghurt in die Scheide einführen oder einen Mini-Tampon in Bio-Joghurt tauchen und sofort einführen.
■ Scheidenzäpfchen oder -tabletten mit Milchsäurebakterien nach Gebrauchsanweisung verwenden. Oder probieren Sie es mit den Scheidenzäpfchen «Melissa» von Weleda.

beiden Partnern der Fall, kann dies die Ursache für Schwierigkeiten sein.

■ Vielleicht hat der Partner Erektionsprobleme. Was man dagegen unternehmen kann, erfahren Sie im Kapitel «Männer und Wechseljahre», Seite 112 ff.).

Die eigenen Bedürfnisse kennen – und darüber reden

Nehmen Sie allfällige Schwierigkeiten im Liebesleben zum Anlass, wieder einmal über Ihre Sexualität nachzudenken. Entspricht Sie Ihren Bedürfnissen, oder möchten Sie etwas verändern? Machen Sie einfach, was Ihr Partner will? Können Sie über Ihre Wünsche reden? Hängt Ihr Problem wirklich nur mit den Wechseljahren zusammen, oder fühlen Sie sich in Ihrer Beziehung nicht mehr wohl?

Denken Sie nicht einfach, es liege an Ihnen, wenn es nicht mehr so klappt wie früher. Auch Männer in diesem Alter sind nicht mehr so schnell erregbar.

Vielleicht brauchen Sie jetzt nur mehr Zeit beim Liebesspiel. Nehmen Sie sich diese, auch wenn es etwas länger dauert, bis Sie feucht sind.

Sprechen Sie mit Ihrem Partner, Ihrer Partnerin über Ihre Probleme, über Ihre Bedürfnisse und Wünsche. Suchen Sie gemeinsam einen Weg, der für beide zu einer erfüllenden Sexualität führt.

All die Veränderungen, die jetzt möglicherweise auftreten, können auch eine Chance sein für eine neue, vertiefte Sexualität.

Manchmal gibt es Phasen, in denen Sexualität keinen Platz hat. Haben Sie also keine Angst, Ihrem Partner, Ihrer Partnerin «einen Korb» zu geben.

Falls Sie mit Ihren sexuellen Schwierigkeiten nicht alleine zurechtkommen, sprechen Sie mit einer guten Freundin, oder konsultieren Sie eine Fachperson. Vielleicht hilft Ihnen eine Sexual- oder Paartherapie weiter.

Keine Lust: Vielleicht fehlt das Testosteron

Sie hatten regelmässig sexuellen Kontakt, und plötzlich ist es mit der Lust vorbei. Und das, obwohl Sie bis anhin ein erfülltes Sexualleben hatten und eigentlich Sex möchten. In den Wechseljahren nimmt bei manchen Frauen die sexuelle Lust (Libido) ab. Das kann sich nach einer gewissen Zeit aber wieder geben.

Dieser vorübergehende Rückgang der Libido in den Wechseljahren kann damit zu tun haben, dass der Körper, angetrieben durch die Hirnanhangdrüse, männliche Hormone (Testosteron) vermehrt in Östrogen umwandelt.

Doch mit dem sinkenden Testosteronspiegel, kann auch die Lust abnehmen. Denn das männliche Testosteron – so nimmt man heute an – beeinflusst die weibliche Libido.

In Australien und England wird das Nachlassen der Libido deshalb oft mit Testosteron behandelt. In der Schweiz sind die Ärzte damit sehr zurückhaltend.

Zu wenig Testosteron: Das sind Anzeichen

Drei Veränderungen deuten darauf hin, dass Ihr Testosteronspiegel zu niedrig ist:

- Libidoverlust. Wenn Sie ein erfülltes Liebesleben hatten und nun plötzlich keine Lust mehr haben auf Sex.
- Sie fühlen sich abgeschlagen und sind weniger belastbar.
- Sie können sich nicht mehr so viel merken, Ihre Kombinationsgabe ist schlechter – und Sie leiden manchmal unter depressiver Verstimmung.

Denn: Es gibt unterschiedliche Studienaussagen zur Testosteronbehandlung von Frauen in der Menopause. Zum Teil werden positive Auswirkungen auf das Sexualverhalten geschildert, teilweise aber keine Änderungen festgestellt.

Lediglich bei Frauen, denen ein Eierstock oder beide entfernt wurden, und während einer Kombinationsbehandlung mit Östrogen und Testosteron stellten Forscher aufgrund der Behandlung einen positiven Effekt fest.

Nebennieren und Eierstöcke bilden zwar auch nach der Menopause Testosteron (siehe Kapitel «Hormonhaushalt», Seite 16). Jedoch produziert der Körper mit zunehmendem Alter allmählich weniger dieses Hormons. Dieser Prozess hängt jedoch nicht mit der Menopause zusammen – Männer machen ihn auch durch.

Vermehrt betroffen von einem niedrigen Testosteronspiegel sind Frauen, denen beide Eierstöcke herausoperiert wurden, und Frauen, bei denen die Menopause überdurchschnittlich früh eingesetzt hat.

Das hebt den Testosteronspiegel

- Falls Ihre Libido nachlässt, probieren Sie es doch mal mit Brennnesselsamen oder Ginseng.
- Treiben Sie Ausdauersport: Sich regelmässig über längere Zeit bewegen hilft, den Testosteronspiegel hoch zu halten.
- Ihre Nahrung sollte eiweissreich sein, genügend Zink enthalten, denn dieser Mineralstoff ist nötig für den Testosteronaufbau. Zink kommt hauptsächlich vor in Käse, Geflügel (Hühnerleber, Truthahn, Gans), Fleisch und Fisch (Sardellen, Aal, Felchen), sowie in geringerem Masse auch in Getreideprodukten, Linsen, Mais und Haferflocken.
- Sex stimuliert Ihren Körper, Testosteron zu produzieren.

Hormonersatz: Nur nach ausführlicher Abklärung

Wenn der Testosteronspiegel extrem tief ist, kann man es notfalls durch synthetisches Testosteron ersetzen.

Aber Vorsicht: Frauen sollten sich ein solches Präparat wegen der sehr individuellen und zum Teil gravierenden Nebenwirkungen nur nach genauen ärztlichen Untersuchungen verschreiben lassen. Vorgängig muss nicht nur genau abgeklärt werden, ob ein Testosteronmangel vorliegt, sondern zu beachten sind auch die Risiken und Gegenanzeigen (zum Beispiel Hormonstörungen, Tumore in der Hirnanhangsdrüse, Brustkarzinom, Gallenstau, Blutverdünnung verstärkt).

Die Ärztin sollte auch herausfinden, ob keine andern Ursachen für den Libidoverlust verantwortlich sind, etwa eine unbefriedigende Partnerschaftssituation, eine Depression oder eine andere Krankheit. Sie muss die Therapie überwachen, um eine Vermännlichung infolge eines zu hohen Testosteronspiegels zu verhindern.

Langzeitwirkungen sind weitgehend unerforscht

Wissenschaftlich einwandfreie Langzeitstudien über die Vor- und Nachteile einer Testosterontherapie bei Frauen (und bei Männern) fehlen derzeit noch. Folgende Nebenwirkungen sind möglich, wenn eine Frau auf Testosteronersatz zurückgreift:

■ Bei längerer Einnahme ist das Risiko für Herz-Kreislauf-Krankheiten erhöht.

■ Es gibt Hinweise darauf, dass bei einer länger dauernden Behandlung das Brustkrebs-Risiko zunimmt.

■ Vermännlichung wie tiefe Stimme, Haarwuchs im Gesicht, Vergrösserung der Klitoris treten bei manchen Patientinnen auf – vor allem bei zu hoher Dosis.

■ Die Frau kann auch psychisch davon abhängig werden.

Lustkiller: Stress und Beziehungsprobleme

Nicht immer ist das Testosteron schuld, wenn Sie keine Lust auf Sex haben. Stress kann ebenso dafür verantwortlich sein wie Unstimmigkeiten in der Beziehung. Bevor Sie an einen Hormonersatz denken, sollten Sie also allfälligen Stress abbauen. Checken Sie auch diese beiden Punkte:

■ Ist Ihre Beziehung belastet, treten dauernd Spannungen auf? Sind Sie unzufrieden in Ihrer Partnerschaft, sprechen Sie mit Ihrem Partner, Ihrer Partnerin. Versuchen Sie, Ihre Probleme gemeinsam zu lösen. Scheuen Sie sich nicht, allenfalls auch fachliche Hilfe beizuziehen: Eheberatung, Paartherapie, Psychotherapie.

■ Vielleicht sind Sie mit der Form Ihrer partnerschaftlichen Sexualität nicht zufrieden. Das Liebesleben ist erkaltet, das Prickelnde fehlt. Auch hier gilt: Bringen Sie das Problem zur Sprache. Formulieren Sie Ihre Wünsche. Fragen Sie sich: «Klappt es mit einem anderen Partner besser?» Je nach Ergebnis ist eine Sexualtherapie, Paartherapie oder Psychotherapie angezeigt.

9 Männer und Wechseljahre
Die Angst der Männer vor dem Altern

Männer um die 50 leiden oft unter ähnlichen Beschwerden wie Frauen in den Wechseljahren. Doch weniger der Rückgang des Männlichkeits-Hormons Testosteron löst die «Midlife-Crisis» aus. Es ist das Älterwerden an sich, das vielen Männern Mühe macht. Hinzu kommen häufig auch Veränderungen in Beruf und Familie.

Männer um die 50 fühlen sich oft müde, lustlos, leiden unter Stimmungsschwankungen und haben Mühe, sich zu konzentrieren. Sie zeigen also ähnliche Symptome wie Frauen in den Wechseljahren. Bei manchen kommen Potenzprobleme hinzu.

Männer und ihre Partnerinnen fragen sich dann: Machen auch Männer so etwas wie Wechseljahre durch? Sind diese Beschwerden vielleicht hormonabhängig wie bei der Frau?

Fest steht: Die Testosteronmenge im Blut nimmt beim Mann mit fortschreitendem Alter ab.

Während jedoch bei Frauen der Östrogenspiegel in der Menopause abrupt sinkt – was die Wechseljahrsymptome auslöst –, geht das Testosteron beim Mann nur allmählich zurück.

Ein weiterer wichtiger Unterschied zwischen Mann und Frau: Für die Frau bedeutet die Menopause das Ende der biologischen Fruchtbarkeit. Der Mann dagegen bleibt im Prinzip bis ins hohe Alter zeugungsfähig.

Hormonrückgang auch beim Mann

Testosteron steuert beim Embryo die Geschlechtsdifferenzierung und in der Pubertät die Entwicklung zum Mann. Mit durchschnittlich 17 Jahren erreichen die Jugendlichen den Testosteronspiegel des erwachsenen Mannes.

Im Alter von etwa 40 Jahren beginnen die Testosteronwerte kontinuierlich – um etwa ein Prozent pro Jahr – zu sinken. Doch gibt es sehr individuelle Unterschiede. Die Hoden und die Ne-

---

Andropause
Männer und Frauen mit ähnlichen Beschwerden

Ein englischer Mediziner befragte 1120 Frauen und 500 Männer im mittleren Lebensalter zu ihren Symptomen. Ergebnis: Abgesehen von Wallungen und geschlechtsspezifisch bedingten Beschwerden, gibt es praktisch keine Unterschiede zwischen Männern und Frauen.

Manche Fachleute reden analog der Menopause bei der Frau von einer Andropause oder sogar von der «Menopause des Mannes», was allerdings ein Unsinn ist. Denn Menopause heisst: Ende der Menstruation. Hin und wieder hört man auch ADAM für: Androgen Decline in the Aging Male (Androgenrückgang beim alternden Mann) und PADAM (Partielles Testosterondefizit).

bennieren produzieren beim Mann normalerweise aber bis zum Lebensende Testosteron. Und: Die Testosteronspiegel von älteren Männern liegen häufig im Normbereich von 20- bis 40-jährigen gesunden Männern.

Ein gravierender Testosteronmangel kommt sehr selten vor. Die Folgen sind dann: verminderte Knochendichte, die Muskulatur baut sich ab und die sexuellen Funktionen sind beeinträchtigt.

Nicht immer gehen Wechseljahrsymptome mit einem niedrigen Testosteronspiegel einher. Die Symptome können auch andere Ursachen haben, zum Beispiel die Lebensführung.

Testosteron-Therapie: Nutzen und Risiken kaum erforscht

Wann der Testosteronspiegel beim Mann als zu niedrig gilt, ist unter Fachleuten umstritten. Deshalb führt auch das Bestimmen des Hormonstatus zu unterschiedlichen Behandlungsvorschlägen.

Immer häufiger empfehlen Ärzte älteren Männern eine Testosteronersatztherapie. Doch: Es gibt keine kontrollierten Langzeitstudien, die den Nutzen von langjährigen Therapien beweisen. Auch über die Langzeitrisiken weiss man noch viel zu wenig.

Sicher ist: Eine Testosteronzufuhr nützt nur bei Männern mit einem besonders tiefen Spiegel. Hormone vorbeugend einzusetzen bringt nichts – und gegen Osteoporose hilft Testosteron genauso wenig, auch längst nicht immer bei Erektionsstörungen.

Klar belegt ist aber, dass mittels Testosteron die Muskelmasse zunimmt. Laut einer amerikanischen Studie mit 108 Männern hatte nach drei Jahren Therapie die Muskelmasse zugenommen – allerdings nicht die Kraft.

Manche Männer fühlen sich tatsächlich besser, haben weniger Beschwerden, wenn sie eine Testosterontherapie machen. Das Fazit einer Studie der Universität Frankfurt mit 300 Teilnehmern zwischen 35 und 65 Jahren lautet indessen: Männer, die mit sich unzufrieden waren, wiesen einen höheren Testosteronspiegel auf als die anderen Teilnehmer.

Verschiedene Präparate

Wenn Sie es mit einer Testosterontherapie versuchen möchten, sollten Sie dies auf keinen Fall auf eigene Faust tun. Beraten Sie sich mit Ihrem Arzt. Er bestimmt Ihren Testosteronspiegel und überwacht die Therapie.

Es gibt verschiedene Testosteronpräparate: Spritzen, Gel, Pflaster und Pillen. Am besten vertragen werden in der Regel Pillen. Die Nachteile von Implantaten: Die Dosis ist schwierig zu steuern, und sie müssen operativ entfernt werden.

Risiken: Leberschäden und Prostata-Krebs

Es ist wichtig, dass die Dosis nicht zu hoch ist, sonst können gravierende Nebenwirkungen auftreten:

Die Leber funktioniert nicht mehr reibungslos; im Körper lagert sich vermehrt Wasser ein; vermehrte Blutbildung (alle Zellen des Blutes vermehren sich). Das heisst unter anderem, dass das Risiko für Thrombosen und Embolien steigt; aber auch das Risiko für bösartige Tumore an Prostata und Leber. Zudem können die Hoden schrumpfen und die Produktion der Spermien kann eingeschränkt sein.

Mindestens die Hälfte aller über 70-jährigen Männer hat ein Prostata-Karzinom. Dieser Tumor wächst meist sehr langsam. Deshalb sterben die meisten Betroffenen, bevor sie ihn überhaupt spüren. Die Wissenschaft hat nachgewiesen, dass Testosteron das Wachsen bestehender Prostatatumore fördert. Während einer Testosterontherapie sollten Männer deshalb die Prostata regelmässig kontrollieren lassen.

Tipps

So erhöhen Sie Ihren Testosteronspiegel

Wenn Ihr Testosteronspiegel zu niedrig ist, können Sie das mit etwas Disziplin und einer gesunden Lebensweise ändern:

- Wer sich regelmässig über längere Zeit bewegt, kann seinen Testosteronspiegel hoch halten. Das heisst: Nehmen Sie sich mindestens dreimal wöchentlich Zeit für eine halbe Stunde Ausdauertraining.
- Achten Sie auf Ihre Ernährung: Sie sollte genügend Zink enthalten, weil dieser Mineralstoff für den Testosteronaufbau nötig ist. Zink kommt hauptsächlich vor in Käse, Fleisch, Geflügel (Hühnerleber, Truthahn, Gans), Fisch (Sardellen, Aal, Felchen) sowie in Getreideprodukten, Linsen, Mais und Haferflocken.
- Wer Übergewicht hat, sollte abspecken.
- Meiden Sie Nikotin, Alkohol und Stress. Alle drei haben auf das Testosteron einen negativen Einfluss.
- Sex wirkt sich positiv auf den Testosteronspiegel aus.
- Sie können es auch mit Phytoandrogenen probieren. Phytoandrogene sind pflanzliche Stoffe, die ähnlich wirken können wie Androgene. Diese sind zum Beispiel enthalten in Ginseng, Brennnesselwurzel und Brenn-nesselsamen. Von Ginseng und Brennnesselwurzel gibt es Fertigpräparate. Die Brennnesselwurzel eignet sich sehr gut für Tee, Brennnesselsamen können Sie zum Beispiel über den Salat streuen oder auch direkt einnehmen.

Weitere Hormone und was sie bewirken

Weitere Hormone, die möglicherweise auf das Altern einen Einfluss haben, werden im Zusammenhang mit den männlichen Wechseljahren oder auch unter dem Begriff «Anti-Aging» diskutiert. Diese Hormone kommen beim Mann und bei der Frau vor, ihre Konzentration im Blut nimmt mit fortschreitendem Alter ab.

Dieser kontinuierliche Rückgang gehört zum Alterungsprozess, ist ganz normal und keine Krankheit.

Welchen Nutzen und welche Risiken das «Ersetzen» bringt, ist wenig erforscht. Oft handelt es sich um Hormone, die man nicht patentieren kann. Deshalb finanziert die Pharmaindustrie keine Langzeitstudien.

In den USA sind die meisten dieser Hormone als Nahrungszusätze frei verkäuflich, während der Verkauf in Europa fast überall verboten ist.

Östrogen

Auch der Mann bildet das weibliche Sexualhormon Östrogen, allerdings in geringerem Mass als die Frau vor der Menopause. Östrogen entsteht aus Testosteron und Androstendion (einer Vorstufe von Testosteron). Wenn diese Umwandlung nicht richtig funktioniert, können die gleichen Symptome auftreten wie bei Frauen in den Wechseljahren.

Zu viel Östrogen führt zu Übergewicht, glatter Haut, weichen Gesichtszügen und vergrösserten Brüsten. Zu wenig Östrogen bewirkt auch bei Männern eine verminderte Knochendichte. Derzeit gibt es keine grösseren wissenschaftlichen Studien, die den Nutzen einer Östrogentherapie für ältere Männer belegen. Auch Nebenwirkungen sind noch nicht geklärt.

DHEA (Dehydroepiandrosteron)

Beim Mann entsteht dieses Hormon in der Nebennierenrinde sowie in Hoden und Hirn. Fettzellen bilden daraus Testosteron und Östrogen. Der DHEA-Spiegel ist bei etwa 25-Jährigen am höchsten, danach sinkt er langsam ab. Im Blut von 70-Jährigen sind noch 10 bis 20 Prozent vom Höchstwert enthalten.

DHEA gilt als Anti-Aging-Hormon. Wissenschaftliche Beweise, dass seine Zufuhr beim Menschen den Altersprozess aufhält oder verjüngend wirkt, fehlt, denn es existieren keine kontrollierten Langzeitstudien.

Melatonin

Die Zirbeldrüse schüttet das Hormon nachts aus. Im Alter nimmt die Produktion ab. Melatonin beeinflusst den Tag-Nacht-Rhythmus. Möglicherweise hemmt es auch Schmerzen und zellzerstörende Prozesse und wirkt verjüngend auf das Immunsystem. Vor allem auf diese beiden letzten Effekte hofft die Anti-Aging-Medizin.

Die Einnahme von Melatonin verbessert bei älteren Leuten oft die Schlafqualität. Personen, die häufig reisen, nehmen Melatonin, um den Jetlag zu überwinden.

Im Gegensatz zu anderen Ländern – wie etwa den USA – ist Melatonin in der Schweiz nicht zugelassen. Für den Eigengebrauch darf man es sich aber aus dem Ausland zustellen lassen. Auch Ärzte und Apotheker können Melatonin verschreiben beziehungsweise aus dem Ausland beziehen.

Wachstumshormon (HGH)

Der Name beschreibt hier die Wirkung. Eine wichtige Funktion hat es in der Wachstumsphase. Ab der Pubertät nimmt das Wachstumshormon durchschnittlich etwa 1,5 Prozent pro Jahr ab. Im Alter ist der Blutwert dieses Hormons oft sehr tief.

Prostata

Ein typisches «Altmänner-Leiden»

Die Prostata, zu Deutsch Vorsteherdrüse, umgibt den oberen Teil der Harnröhre. Sie wächst nach der Pubertät stetig. Eine vergrösserte Prostata drückt auf die Harnröhre. Deshalb leiden 80 bis 90 Prozent der über 80-Jährigen unter den typischen Beschwerden einer vergrösserten Prostata: Schwacher Harnstrahl und häufiger Drang zum Wasserlösen. Oft kann die Blase nicht vollständig entleert werden, und als Folge davon kann es zu einer Blasenentzündung kommen.

Haben Sie wegen einer gutartig vergrösserten Prostata beim Wasserlassen Probleme? Fertigpräparate mit Sägepalme (Sabal), Brennnesselwurzel oder Kürbissamen (Cucurbitae peponis semen) können die Beschwerden im Frühstadium lindern. Aus Brennnesselwurzeln kann man auch Tee zubereiten.

Da das Hormon das Wachstum fördert, besteht auch die Gefahr, dass es das Wachstum von Tumoren anregt, wenn man es künstlich zuführt.

HGH wirkt auf die Muskelmasse, die Knochendichte und auf die Fettverteilung.

Ausser kosmetischen Auswirkungen auf Fett- und Muskelmasse konnten die vorhandenen Studien bisher keine günstigen Effekte für den Mann aufzeigen. Dagegen litten Männer während einer solchen Therapie unter erheblichen Nebenwirkungen. 27 der 50 Teilnehmer einer Studie über 12 Monate brachen diese vorzeitig ab. Gründe: Störung des Nervs im Handgelenk (Karpal-Tunnel-Syndrom), Brustentwicklung oder Diabetes mellitus.

Potenzstörung: Die Ursachen sind vielfältig

Manche Männer erreichen im mittleren Alter nicht mehr so schnell eine Erektion, oder sie hält nicht mehr so lange an wie früher. Auch der Samenerguss kann schwächer sein.

Wenn es im Bett einmal nicht gleich klappt, heisst das noch lange nicht, dass ein Mann impotent ist. Unter erektiler Dysfunktion, so der Fachausdruck für Impotenz, verstehen die Mediziner, dass es *dauerhaft* unmöglich ist, eine für den Beischlaf genügende Erektion zu erreichen oder aufrechtzuerhalten.

Auch die Hoden altern. Sie werden leichter, und der Hodensack wird schlaffer. Die Haut der Geschlechtsteile wird dünner und faltiger. Dies hat aber keinen Einfluss auf die Potenz. Hingegen ist der Penis hin und wieder nicht mehr so gut durchblutet, und dies beeinträchtigt die Erektion.

Vielseitige Gründe für Erektionsprobleme

Obwohl der Testosteronspiegel mit zunehmendem Alter kontinuierlich abnimmt, besteht kein Zusammenhang mit organischen Potenzproblemen. Forscher konnten belegen, dass auch Männer mit sehr tiefem Testosteronspiegel durchaus eine Erektion haben können. Fehlt hingegen die Lust auf Sex (Libido), kann ein Testosteronmangel dafür verantwortlich sein.

Während bei Männern unter 40 Jahren die Gründe für Potenzschwierigkeiten zu 90 Prozent psychosozial sind, sind sie bei älteren Männern meist organisch bedingt: Diabetes, Durchblutungsstörungen, Herz-Kreislauf-Krankheiten, hoher Blutdruck, chronische Niereninsuffizienz, neurologische Leiden, eine grosse Operation im Beckenbereich, Schlafmittel, Psychopharmaka und andere Medikamente sowie Rauschmittel und Rauchen sind mögliche Gründe (siehe Kasten links).

Da die Gründe für Probleme mit der Potenz also sehr vielfältig sind, ist es wichtig, deren Ursache beim Arzt sorgfältig abklären zu lassen.

Viel Bewegung – wenig Stress

Ändern Sie Ihre Lebensweise, wenn Sie Erektionsprobleme haben. Meiden Sie die Potenzkiller. Bewegen Sie sich regelmässig, das hält die Blutgefässe jung und baut Stress ab. Ernähren Sie sich gesund. All dies hilft oft, sofern eine schlechte Durchblutung der Grund für die Probleme ist. Um Stress abzubauen, kann Meditation hilfreich sein.

Potenzangst macht alles nur noch schlimmer

Viele Männer, die merken, dass ihr Glied nicht mehr so schnell steif wird oder es nicht mehr so lange bleibt, schämen sich deswegen. Dazu trägt ein Männerbild bei, das die Leistung und die sexuelle Potenz überbetont.

Aber: Wer Angst hat, einmal «nicht zu können», bringt sich nur in Stress. Und unter diesem Druck ist die Gefahr, erneut «zu versagen», grösser. Ein Teufelskreis beginnt.

Statt mit ihrer Partnerin darüber zu sprechen, versuchen manche Männer, das Problem zu verbergen: Sie vermeiden Sex und

Viagra

Keine harmlose «Party-Droge»

Das unter dem Handelsnamen Viagra bekannte Medikament enthält den Wirkstoff Sildenafil. Wenn andere Mittel Potenzschwierigkeiten nicht beheben, empfehlen Ärzte manchmal Sildenafil.

Doch die Nebenwirkungen des Medikaments sind nicht zu unterschätzen: Kopfschmerzen, Hitzewallungen, Magenbrennen. Hohe und zu hohe Dosen können auch Sehstörungen auslösen.

Im Zusammenhang mit der Einnahme von Sildenafil kam es zu mehreren Todesfällen. Meist handelte es sich dabei um Patienten über 60, die an Diabetes, Krankheiten der Herzkranzgefässe, Rhythmusstörungen oder hohem Blutdruck litten.

- Nehmen Sie Viagra nur auf ärztliche Verschreibung und nach genauer Abklärung.
- Wer Nitrate oder nitratähnliche Medikamente einnimmt – dazu gehören auch solche mit dem Wirkstoff Molsidomin –, darf kein Sildenafil nehmen.

Übrigens: Viagra hat keinen Einfluss auf die Libido (sexuelle Lust). Und ohne Libido nützt Viagra nichts.

suchen nach Ausreden. Einige probieren es auch mit einer jüngeren Frau, in der Hoffnung, es funktioniere dann beim Sex besser. Dies kann aber zu einem erhöhten Leistungsdruck und erst recht zum Versagen führen.

Mehr als das Erektionsproblem an sich belastet ein solches Verhalten eine Beziehung. Stehen Sie deshalb zu Ihren Schwierigkeiten, sprechen Sie mit Ihrer Partnerin offen über Ihre Versagensängste.

Gehen Sie den Problemen auf den Grund. Wenn Sie damit nicht weiterkommen, wenden Sie sich an einen Arzt. Dieser sollte Ihnen nicht einfach Viagra oder ein anderes Potenzmittel verschreiben, sondern mit Ihnen Ihre Probleme besprechen, nach den körperlichen und psychosozialen Gründen für die Potenzstörungen suchen und sie ganzheitlich zu lösen versuchen.

Auch die Sexualität verändert sich

Vielleicht sind Sie gerade jetzt um die 50 und merken, dass sich Ihre Bedürfnisse im Bett ändern, dass es an der Zeit ist, nach neuen Formen der Sexualität zu suchen.

Lassen Sie sich mehr Zeit, räumen Sie der Zärtlichkeit mehr Platz ein. Setzen Sie nicht den Orgasmus auf den ersten Platz, sondern die Lust am Liebesspiel. Die emotionale Nähe tritt oft mehr in den Vordergrund, und Sie erleben sie intensiver. Versuchen Sie, Ihre wirklichen Wünsche herauszufinden. So kann die Sexualität zu einem neuen Erlebnis werden.

Der amerikanische Psychotherapeut und führende Kopf der amerikanischen Männerbewegung Jed Diamond schreibt im Buch «Der Feuerzeichen-Mann»:

«Viele Schwierigkeiten, die Männer und Frauen zu Beginn der Menopause erleben, bedeuten nicht etwa, dass sie nun den Berg hinab schlittern müssten in ein geschlechtsloses, tristes Alter, wie viele meinen. In Wirklichkeit handelt es sich dabei um Veränderungen, die einen Übergang anzeigen, Veränderungen, die notwendig sind, um diese Menschen auf ein reicheres und intimeres Sexualleben danach vorzubereiten.»

«Midlife-Crisis»: Angst vor der 2. Lebenshälfte

Müdigkeit und Stimmungsschwankungen in dieser Lebensphase sind nicht einfach eine Folge abnehmender Hormone. Auch Männer müssen sich in der Lebensmitte mit Situationen auseinander setzen, die beunruhigen und ängstigen können.

Unsere Gesellschaft – besonders die Arbeitswelt – setzt auf Elan und Jugendlichkeit. Alt sein ist da schon fast ein Makel. Alles sollte noch so funktionieren wie damals mit 30. Das macht es schwierig zu akzeptieren, dass sich ab 50 vieles ändert.

Sie stellen vielleicht fest, dass die körperlichen Kräfte nachlassen. Oder Sie werden konfrontiert mit den eigenen Grenzen, dem Altern oder dem Tod der Eltern (siehe auch Kapitel «Abschied und Aufbruch»).

Neue Situationen verlangen neue Lösungen

In dieser Lebensphase ändert sich bei vielen Menschen die familiäre Situation: Die Kinder ziehen aus, vielleicht kommt es auch in der Partnerschaft zur Trennung. Oder die Eltern werden krank und pflegebedürftig und brauchen Sie vermehrt. Alte Gewohnheiten, eingespielte Muster werden plötzlich in Frage gestellt.

Auch wenn es nicht einfach ist: Versuchen Sie, das Beste aus der neuen Situation in der Familie oder aus dem Alleinsein zu machen. Knüpfen Sie neue Kontakte

zu Ihren erwachsenen Söhnen und Töchtern. Fragen Sie sich: Was kann ich von meinen Eltern für mein eigenes Alter lernen? Und: Intensivieren Sie Freundschaften und Bekanntschaften ausserhalb der Familie.

Aus alten Rollenzwängen ausbrechen

Zu Hause gilt es, ein neues Gleichgewicht zu finden. Manche Männer werden nun häuslicher. Dies kann zu Unstimmigkeiten und Reibereien führen. Besonders dann, wenn die Partnerin nun unternehmungslustiger wird, weil sie nicht mehr auf die Kinder Rücksicht nehmen muss, mehr Zeit in ihren Job investieren oder etwas Neues beginnen will. Viele Männer haben Mühe damit, dass nun sie plötzlich vermehrt Haushaltsarbeiten erledigen sollten.

Die Psychologin Irène Kummer schreibt in ihrem Buch «Wendezeiten im Leben der Frau»:

«Häufig ist der Mann ratlos, überrascht und hat es viel schwerer, seinerseits aus dem Bisherigen auszubrechen, was häufig zu Trennungen führt. Doch gibt es die Chance eines gemeinsamen Wachstums, wenn die Emanzipation des Mannes aus seinen eigenen Rollenvorstellungen und Zwängen geschieht.» (...)

«Oft beginnt ein Mann erst nach der Scheidung, die auch bei ihm eine Krise auslösen kann, zu verstehen, worum es geht, was der Anfang eines Emanzipations- und auch eines Reifungsprozesses sein kann.»

Gemeinsam altern, sich gegenseitig unterstützen, einander besser verstehen, weil man die gleichen Probleme hat, miteinander über die eigenen Bedürfnisse reden: Das kann eine Partnerschaft bereichern. Veränderungen in der Beziehung halten diese lebendig. Falls Sie damit überfordert sind, können Sie es mit einer Familien-, Paar- oder Einzeltherapie versuchen.

Auf eigene Stärken setzen

Auch die berufliche Situation kann sich ändern: Männer um die 50 sind oft nicht mehr so gefragt. Jüngere werden ihnen vor die Nase gesetzt. Es kommt zu Konkurrenzsituationen, die belastend sein können. Denn jetzt einen neuen Job zu finden ist oft sehr schwierig.

Die abnehmende Stresstoleranz verlangt, dass man kürzer tritt. Dies ist nicht einfach, wenn man beruflich mit den Jungen mithalten will. Statt mit ihnen zu konkurrieren, gilt es nun, sich seine Stärken wie Erfahrung, Übersicht, Gelassenheit bewusst zu machen und zu versuchen, diese im Beruf einzubringen.

Fitness: Lust zählt mehr als Leistung

Zunehmend wird spürbar, dass der Körper die Zeichen der Zeit nicht ignorieren kann: Gesundheit und körperliche Leistungsfähigkeit sind nicht mehr selbstverständlich. Ungesunde Ernährung, mangelnde Bewegung, Rauchen zeigen erste Folgen. Vielleicht machen sich bereits erste altersbedingte Beschwerden oder Zivilisationskrankheiten bemerkbar, zum Beispiel Übergewicht, erhöhte Cholesterinwerte, Herz-Kreislauf-Beschwerden, Potenzstörungen. Auch Osteoporose kann zum Thema werden. Denn Knochenabbau gibt es nicht nur bei Frauen.

Ab 45: Vor dem Sport ein Check beim Hausarzt

Wer die 40 überschritten hat, muss mehr Zeit investieren, um fit und gesund zu bleiben. Es wird jetzt immer wichtiger, dass Sie sich regelmässig bewegen. Das hält nicht nur das Herz-Kreislauf-System jung.

Das Motto heisst: Regelmässig Sport treiben, aber dabei nicht übertreiben – und vor allem mit Freude dabei sein. Geniessen Sie es, beim Bewegen Ihren Körper zu spüren. Hören Sie auf ihn und nehmen Sie seine Signale ernst.

Falls Sie jetzt neu oder nach einem längeren Unterbruch mit Sport beginnen möchten, sollten Sie sich vorher ärztlich untersuchen lassen (dies gilt für Männer ab 45 Jahren). Versuchen Sie nicht, an frühere Leistungen anzuknüpfen. Beginnen Sie langsam und steigern Sie Ihr Training in kleinen Schritten.

Sinnvoll ist es nun auch, die Ernährungsgewohnheiten zu überdenken. Mediterrane Kost, viel Früchte und Gemüse, Vollkorngetreide, wenig rotes Fleisch und Milchprodukte, dafür Fisch und Geflügel essen. Vermeiden Sie zusätzliche Fette, abgesehen von hochwertigen Ölen wie Olivenöl und anderen kalt gepressten Pflanzenöle. (Mehr dazu im Kapitel «Wallungen», Seite 43 f.)

Allgemein geht es jetzt darum, neue Ziele und andere Prioritäten zu setzen. Rennen Sie der Zeit nicht davon, geniessen Sie sie.

Sport

Mässig, aber regelmässig

- Bewegen Sie sich so viel wie möglich im Alltag.
- Ausdauersport wirkt sich positiv aus: Velofahren, Joggen, Wandern, Schwimmen, Langlauf. Im Vordergrund sollte der Spass, nicht die sportliche Leistung stehen. Versuchen Sie nicht, den Jungen etwas vorzumachen, zügeln Sie Ihren Ehrgeiz.
- Auch regelmässige Kraftübungen, sei es in einem Fitnesscenter, einem Verein oder zu Hause, tragen dazu bei, Ihre Muskulatur kräftig zu halten.
- Dehnen sorgt für Beweglichkeit und geschmeidige Muskeln.
- Vergessen Sie nicht: Durch regelmässiges Training können Sie auch die Koordinationsfähigkeit bis ins hohe Alter erhalten.

10 Adressen
Hier erhalten Sie Infos und Beratung

Beratung für Patientinnen

Patientenstellen
Hotline für Nichtmitglieder:
Tel. 0900 104 123,
(Fr. 2.– /Minute)

Patientenstelle Zürich
Hofwiesenstrasse 3
Postfach
8042 Zürich
Tel. 01 361 92 56
www.patientenstelle.ch

Patientenstelle Basel
Hebelstrasse 53
Postfach
4002 Basel
Tel. 061 261 42 41

Patientenstelle Innerschweiz
St.-Karli-Quai 12
Postfach 5219
6000 Luzern 5
Tel. 041 410 10 14

Patientenstelle Tessin
Via Visconti
Casella postale 1077
6500 Bellinzona
Tel. 091 826 11 28

Stiftung Schweizerische Patientenorganisation (SPO)
Beratungsnummer für Nicht-
mitglieder: Tel. 0900 567 047
(Mo–Do 9–12 Uhr; Fr. 2.13/Min.)

SPO Zürich
Zähringerstrasse 23
Postfach 850, 8025 Zürich
Tel. 01 252 54 22
www.spo.ch

SPO Bern
Eigerplatz 12
Postfach 345, 3000 Bern 14
Tel. 031 372 13 11

SPO Olten
Im Spitalpark, Fährweg 10
4600 Olten
Tel. 062 206 77 26

OSO Lausanne
Rue du Bugnon 21
1005 Lausanne
Tel. 021 314 73 88

Ärzte und Fachverbände

Generalsekretariat der Verbindung der Schweizer Ärzte FMH
Elfenstrasse 18
3000 Bern 16
Tel. 031 359 11 11
Fax 031 359 11 12

Schweizerische Ärztegesellschaft für Erfahrungsmedizin SAGEM
Sprüngliweg 9
8802 Kilchberg
Tel. 01 715 64 02
Fax 01 715 64 03
www.sagem.ch

Schweizerische Medizinische Gesellschaft für Phytotherapie SMGP
Keltenstr. 40
8044 Zürich
Tel. 01 252 18 79
Fax 01 252 19 06
sekretariat-smgp@swissonline.ch
www.smgp.ch

Verein Homöopathischer
Ärztinnen und Ärzte
SVHA/SSMH/SSMO
Sekretariat V. Greising
Dorfhaldenstr. 5
6052 Hergiswil
Tel. 041 630 07 60
sekretariat@swiss-
homeopathy.ch
www.swiss-homeopathy.ch

Schweiz. Ärztegesellschaft für
Akupunktur und chinesische
Medizin SAGA-TCM
Postfach 2003
8021 Zürich
Tel. 01 761 11 28
Fax 01 761 12 07
info@imf.edu
www.saga-tcm.ch

Vereinigung anthroposophisch
orientierter Ärzte der Schweiz
VAOAS
Bergstrasse 16
8805 Richterswil
Tel. 01 787 27 50
Fax 01 787 29 40
albolem@hotmail.com
www.mysunrise.ch/users/albolem

Medikamente

Schweiz. Medikamenten-
Informationsstelle SMI
Postfach 124
4007 Basel
Tel. 0900 573 554
(Mo–Fr 8–12 Uhr;
Fr. 1.49/Minute)
Die unabhängige Informations-
stelle beantwortet Fragen im Zu-
sammenhang mit Medikamenten.
www.medi-info.ch

Psychologische Beratung

Schweizerische Gesellschaft
für Psychiatrie und
Psychotherapie
Sekretariat
Postfach 686
3000 Bern 8
Tel. 031 313 88 33
Fax 031 313 88 99

Schweizerischer
Psychotherapeuten
Verband SPV
Weinbergstrasse 31
8006 Zürich
Tel. 01 266 64 01
Fax 01 262 29 96
www.psychotherapie.ch
Kostenlose Vermittlung von
Therapieplätzen
www.psychotherapie.ch

Föderation der Schweizer
Psychologinnen und
Psychologen FSP
Choisystrasse 11
3008 Bern
Tel. 031 382 03 77
fsp@psy.ch

Pro Mente Sana
Postfach
8031 Zürich
Tel. 01 361 82 72
Fax 01 361 82 16

Telefonische Beratung:
Tel. 0848 800 858
Mo, Di, Do 9–12, Do 14–17 Uhr
(12 Rp./Minute)
kontakt@promentesana.ch
www.promentesana.ch

**10
Adressen
Bücher
Stichwörter**

Ernährung

**Schweiz. Vereinigung
für Ernährung (SVE)**
Effingerstrasse 2
3011 Bern
Tel. 031 385 00 00
Fax 031 385 00 05
info@sve.org
www.sve.org

Beratungsstelle Nutrinfo:
Tel. 031 385 00 08
deutsch: nutrinfo-d@sve.org
französisch: nutrinfo-f@sve.org

Kneipp

Schweiz. Kneippverband
Sekretariat
Weissensteinstrasse 35
3007 Bern
Tel. 031 372 45 43
Fax 031 372 91 61

Naturheilkunde

**Schweiz. Verband für
Natürliches Heilen SVNH**
Postfach
3004 Bern
Tel. 031 302 44 40
Fax 031 302 55 10

**Naturärzte-Vereinigung
der Schweiz NVS**
Sekretariat
Postfach 127
9101 Herisau
Tel. 071 352 58 80
Fax 071 352 58 81

Die meisten Krankenkassen
verlangen, dass die Therapeuten
im Erfahrungsmedizinischen
Register (EMR) oder bei der
Naturärzte-Vereinigung Schweiz
NVS registriert sind. Die Liste
der registrierten Therapeuten
erhalten Sie bei obiger Adresse.

Die Therapeutenliste des EMR
können Sie bestellen unter
Tel. 0900 576 585
(Fr. 3.13 pro Min.).

Atemtherapie

**Schweizerischer
Berufsverband für Atem-
therapie und Atempädagogik
Middendorf SBAM**
Postfach,
3001 Bern
Tel. 031 382 01 08
Fax 031 381 04 57
sekretariat@sbam.ch

**Internationaler Fachverband
für integrale Atem- und
Bewegungsschulung IAB
Methode Klara Wolf**
Sekretariat
Hübeliwaldweg 18
4950 Huttwil BE
Tel. 062 962 54 24
Fax 062 962 24 34
info@atem-online.ch
www.atem-online.ch

Yoga

Schweizer Yogaverband
Geschäftsstelle
Seilerstrasse 24
3011 Bern
Tel. 031 382 18 10
www.swissyoga.ch

Menopause

appella
Postfach 1904
8026 Zürich
Tel. 01 273 06 60
Unabhängiges Beratungs- und
Informations-Telefon für
Verhütung, Schwangerschaft,
Kinderlosigkeit und Wechseljahre

Herzkrankheiten

Schweiz. Herzstiftung
Postfach, 3000 Bern 14
Tel. 031 388 80 80
Fax 031 388 80 88
info@swissheart.ch
www.swissheart.ch

Herztelefon (Niedertarif) für
Auskünfte zu Herz und Kreislauf:
Tel. 0848 443 278
(jeden Mittwoch 17–19 Uhr)

Blasenleiden

**Schweizerische Gesellschaft
für Blasenschwäche**
Gewerbestrasse 12
8132 Egg
Tel. 01 994 74 30
Fax 01 994 74 31
info@inkontinex.ch
www.inkontinex.ch

BeBo Gesundheitstraining
Judith Krucker-Manser
Friedackerstrasse 52
8050 Zürich
Tel 01 312 30 77
Fax 01 312 30 55
info@beckenboden.com
www.bebo-online.ch

Osteoporose

Donna Mobile
Arbeitsgemeinschaft
Osteoporose Schweiz
Bischofsteinweg 15
4450 Sissach
Tel. 061 973 10 10
Fax 061 973 10 11

Krebs

Krebsliga Schweiz
Postfach 8219, 3001 Bern
Tel. 031 389 91 00
Fax 031 389 91 60
info@swisscancer.ch
www.swisscancer.ch

Krebstelefon:
deutsch 0800 55 88 38
französisch 0800 55 42 48
Kostenloser Informations- und
Beratungsdienst (Gratisnummer).
Mo, Do, Fr 14–18 Uhr
Di, Mi 10–18 Uhr
helpline@swisscancer.ch

Selbsthilfegruppen

Stiftung KOSCH
Laufenstrasse 12
4053 Basel
Tel. 0848 810 814
gs@kosch.ch
www.kosch.ch

Die Anlaufstelle für Selbsthilfegruppen vermittelt Kontakte in
der ganzen Schweiz. Auf schrift-
liche Anfrage erhalten Sie Adressen der regionalen Selbsthilfe-
teams. Die Stelle hilft auch aktiv
mit, neue Gruppen zu gründen.

Bücher
Empfehlenswerte Literatur zum Thema

Wechseljahre allgemein und Hormonbehandlung

Stiftung Warentest: «Wechseljahre», Stiftung Warentest Berlin, Fr. 19.80

Susan Love: «Das Hormonbuch. Was Frauen in den Wechseljahren wissen sollten», Fischer, Fr. 17.40

Feministisches Frauen Gesundheits Zentrum: «Wechseljahre. Aufbruch in eine neue Lebensphase, Ernährung und Bewegung, Naturheilkunde, Osteoporose, Hormonbehandlung»
Bestelladresse:
FFGZ
Bamberger Strasse 51
D-10777 Berlin
Tel. 0049 30 213 95 97
ffgzberlin@snafu.de
www.ffgz.de

Sonderheft Ars Medici:
«Die Menopause im Wandel – eine kritische Standortbestimmung aus Frauensicht»
Bestelladresse:
Redaktionssekretariat
Ars Medici
Rosenbergstrasse 115
8212 Neuhausen
Tel. 052 5752 78 22
Fax 052 5752 78 23

Julia Onken: «Feuerzeichenfrau. Ein Bericht über die Wechseljahre», Beck'sche Reihe München, Fr. 19.50

Wilhelm Braendle: «Das Klimakterium. Endokrinologie, Pharmakologie der Hormone und Hormonsubstitution», Wissenschaftliche Verlagsgesellschaft GmbH Stuttgart, Fr. 63.30

Cora Creutzfeldt-Glees: «Frauen und Hormone. Was jede Frau über ihren Körper wissen sollte», Kreuz-Verlag, Fr. 39.80

Margaret Minker: «Hormone und Psyche», Verlag Antje Kunstmann, Fr. 20.80

Franz H. Fischl und Johannes C. Huber: «Menopause», Rucker, Alexander, Putzbrunn, Fr. 85.–

Alternative Methoden

Rina Nissim: «Wechseljahre Wechselzeit. Ein naturheilkundliches Handbuch», Orlanda Frauenverlag Berlin, Fr. 28.30

Rina Nissim: «Naturheilkunde in der Gynäkologie. Ein Handbuch für Frauen», Orlanda Frauenverlag Berlin, Fr. 28.30

Bernd Kleine-Gunk: «Phyto-Östrogene: Die sanfte Alternative während der Wechseljahre», Trias, Fr. 22.70

Osteoporose

Schweiz. Vereinigung gegen die Osteoporose SVGO: «Rückenregeln und Gymnastik bei Osteoporose. Wie kann man Osteoporosebeschwerden

verhindern oder vermindern?»
Zu bestellen unter: www.svgo

Jacqueline Fessel, Margrit
Sulzberger: «Osteoporose-
Kochbuch», AT-Verlag, Fr. 29.80

Johann D. Ringe: «Osteoporose-
Dialog. 100 Fragen – 100 Ant-
worten», Thieme, Fr. 30.60

Reiner Bartl: «Keine Angst vor
Osteoporose. So bleiben Ihre
Knochen dauerhaft stabil»,
Südwest-Verlag, Fr. 17.50

Psyche und
Gesellschaft

Beate Schultz-Zehden:
«Körperleben im Klimakterium»,
Profil, Fr. 64.–

Ingrid Riedel: «Die gewandelte
Frau. Vom Geheimnis der zweiten
Lebenshälfte», Herder Spektrum,
Fr. 16.–

Sylvia Kirchengast: «Frauen in
den Wechseljahren. Eine
interkulturelle Studie», Campus
Forschung, Fr. 38.70

Beckenboden
und Blasenleiden

Yvonne Keller: «Beckenbodentraining, Entdeckungsreise zur
weiblichen Mitte», BeBo Gesundheitstraining Judith Krucker &
Marita Seleger, Zürich, Fr. 43.–
Im Buchhandel, oder zu bestellen
über info@bebo-online.ch

Frauenklinik Kantonsspital
Frauenfeld: «Harnverlust
und Blasenleiden der Frau»
Bestelladresse:
Frauenklinik Kantonsspital
Frauenfeld,
Marlies von Siebenthal
8501 Frauenfeld
www.frauenklinik-frauenfeld.ch
info@frauenklinik-frauenfeld.ch
Tel 052 723 72 56
(Mo–Fr 8–12 und 13–17 Uhr)
Fax 052 723 73 64

Benita Cantieni: «Tiger Feeling»,
Südwest-Verlag, Fr. 27.40

Susanne Kitchenham-Pec,
Annette Bopp: «Beckenboden-
Training», Trias, Fr. 33.70

Männer

Jed Diamond: «Der Feuerzeichen-
Mann. Wenn Männer in die
Wechseljahre kommen»,
Beck'sche Reihe München,
Fr. 17.40

Elisabeth Fischer: «Männer in
den Wechseljahren», Midena
Verlag, Fr. 22.90

Ernährung

Paolo M. Suter, «Checkliste
Ernährung», Thieme, Fr. 50.30

Der Brockhaus der Ernährung.
Brockhaus Verlag, Mannheim,
Fr. 81.50

Internet-Adressen
Online durch die Wechseljahre

Gesundheit allgemein

www.hausarzt.ch/open/aerzte/vhzaerzte.literatur.htm
Die Webseite der Zürcher Hausärzte bietet eine gute Auswahl kritischer Beiträge zu Gesundheitsthemen, auch zur Komplementärmedizin.

www.doktor.ch
Das zurzeit grösste schweizerische Ärzteverzeichnis im Internet ist nach Regionen und Fachgebieten geordnet.

www.gesundheit.ch
Guter Ausgangspunkt für Schweizer Informationen rund um die Gesundheit im Internet. Die Links sind nach Themen geordnet.

www.dr-walser.ch
Auf der Homepage des Zürcher Hausarztes Thomas Walser finden Sie viele Infos – fachlich fundiert und dennoch auch für Laien gut verständlich. Haben Sie ein gesundheitliches Problem? Hier können Sie Fragen dazu stellen.

www.netdoktor.de
Eine der besten Anlaufstellen im Netz, wenn es um medizinische Fragen geht. Aktuelle Infos, Lexikon, einfache Suche nach Stichwörtern.

www.medicine-worldwide.de
www.medizininfo.de
Sehr gute Medizinportale mit vielen aktuellen Informationen. In Diskussionsforen können Sie sich mit andern Frauen austauschen oder Ihre Fragen direkt an Experten richten.

www.medizin-forum.de
Aktuelle Meldungen und Links zu wichtigen Fachzeitschriften.

www.meine-gesundheit.de
Gesundheitsratgeber von A bis Z, Infos zu Medikamenten und die wichtigsten Naturheilverfahren auf einen Blick.

Wechseljahre und Osteoporose

www.menopause-online.com/(englisch)
www.kup.at/menopause
Homepage und Journal für Menopause, offizielles Organ der Schweizer, der deutschen und der österreichischen Menopause-Gesellschaft.

www.osteoporose.com
Wie gross ist Ihr Osteoporose-Risiko? Mit einem Online-Fragebogen finden Sie es heraus.

www.bebo-online.ch
Informationen zum Beckenbodentraining und eine Übersicht über BeBo-Kurse und Kursorte.

Komplementärmedizin

www.groma.ch
Ausgezeichnete Webseite zur klassischen Homöopathie. Sehr gut
die Beschreibung der wichtigsten Mittel und die Anleitung zur
Selbstbehandlung in Akutfällen. Riesige Datenbank und viele Links.

www.deam.de
DeaM steht für «Die etwas andere Medizin» im Netz. Hier gibts
zahlreiche Infos über fast alle Bereiche der Naturheilkunde.

www.g-netz.de/Health_Center/Heilpflanzen_A-Z/index.shtml
Heilpflanzen-Datenbank mit Suchmaschine

www.naturheilkunde-online.de
www.gesund.ch
Infos über Naturheilverfahren, Adressen, Verbände, Schulen etc.

Bewegung und Ernährung

www.organon.ch/g9/meno/balance_14.htm
Hier erfahren Sie, wie viel Kalzium Sie mit dem Essen aufnehmen
und ob diese Menge genügt, um das Osteoporose-Risiko zu senken.
Ausserdem finden Sie hier Bewegungsübungen für gesunde Knochen.

www.vitaparcours.ch
Hier finden Sie die Startpunkte sämtlicher Vita Parcours. Dazu zahlreiche Trainings-Tipps für Einsteiger und Fortgeschrittene.

www.tourenguide.ch
Hier gibts Vorschläge für Wanderungen, Velo- oder Biketouren.

www.fitforfun.de
Infos, Tipps und Anregungen, wie Sie Ihre Fitness verbessern und Ihr
Wohlbefinden steigern können. Analysieren Sie Ihre Essgewohnheiten
– und ändern Sie sie, wenn nötig. Über 600 Rezepte machen es
einem leicht, sich mit Lust fit zu essen.

www.surfmed.de
In diesem Gesundheits-Portal kommen die Themen Sport und
Ernährung nicht zu kurz. Finden Sie heraus, welche Sportarten für Sie
besonders gut geeignet sind, oder erfahren Sie ohne lange Rechnerei
Ihren BMI.

www.getwellness.ch
Gesundheitsportal mit fundierten Infos und guten Links zum Thema
gesunde Ernährung. Sie finden hier übersichtliche Tabellen zu Vitaminen und Mineralstoffen oder können sich interaktiv mit der Ernährungspyramide vetraut machen. Testen Sie Ihre Essgewohnheiten – Sie erhalten einen ausführlichen Kommentar mit vielen nützlichen Tipps.

Stichwortverzeichnis

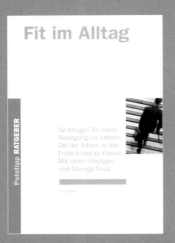
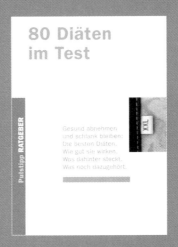
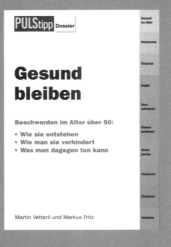
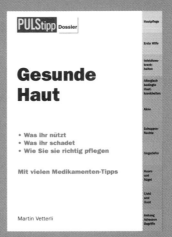